U0137301

まんが人体の不思議

不可思议的人体

〔日〕茨木保 著

周岩蕾 译

北京联合出版公司
Beijing United Publishing Co.,Ltd.

不可思议的人体 【目录】

前 言

本书是一本描写人体结构的书。

这里的"结构"一词包含两种含义。一种是"构造=结构"，另一种是"作用=功能"。在医学上，我们将研究前者的领域称为"解剖学"，研究后者的领域称为"生理学"。

解剖学和生理学都属于"基础医学"，也是医学生在学习内科、外科等"临床医学"之前要学习的非常重要的科目。虽说如此，本书并不是一本晦涩难懂的医学讲义。希望平日里很少接触到医学的读者们，可以一边看着漫画，一边感叹："人体真的非常有趣，非常棒！"此外，我希望大家可以从中学到医学专业知识。对医学生或护理学生来说，可以将本书作为解剖学和生理学的入门书籍。请大家以轻松愉悦的心情来阅读吧。

本书由十章组成，是按照解剖学中"人体系统分类"来构架的。书中通过将人与其他动物相比较，以及对进化历史的讲解来阐明"人是什么"这一主题。前者是横向的研究，后者则是纵向的研究。本书从这样的角度出发对人体进行审视和思考。

如果这本书可以让大家更好地理解自己的身体、珍惜自己的身体，那我会感到很高兴。

茨木保

第一章

细胞

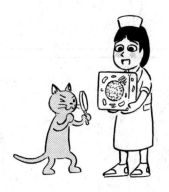

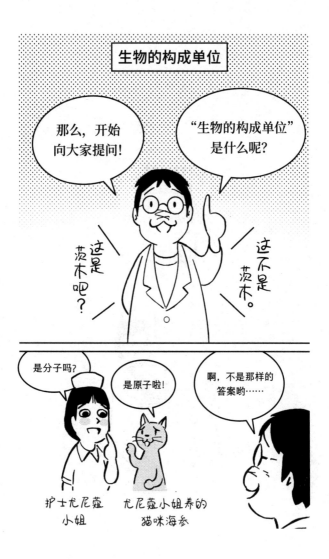

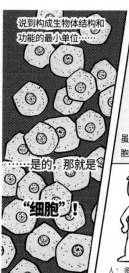

说到构成生物体结构和功能的最小单位……

……是的，那就是

"细胞"！

生物从细菌、原生动物到人类，全部都是由细胞构成的。

细菌、原生动物：单细胞生物

虽然病毒被分类为生物，但是因为没有细胞，某种意义上也可以说不属于生物。

人：多细胞生物

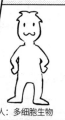

病毒：由核酸和蛋白质构成，利用其他生物的细胞进行分裂、增殖。

细胞的英语是"cell"，

是17世纪英国物理学家胡克发现并命名的。

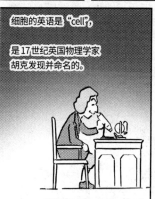

罗伯特·胡克（1635—1703）

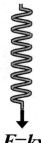

$$F=kx$$

如果谈及他作为中学物理学过的"胡克定律"（弹簧的弹力和弹簧的伸长量成正比）的发现者，大家一定都不陌生。

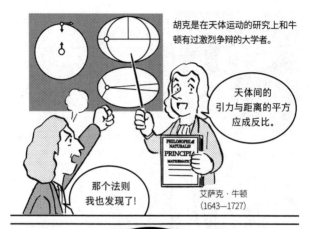

胡克是在天体运动的研究上和牛顿有过激烈争辩的大学者。

天体间的引力与距离的平方应成反比。

那个法则我也发现了！

艾萨克·牛顿
(1643—1727)

在1665年，
胡克用自己发明的显微镜观察软木切片，发现了被小隔断分隔开的小结构。这个小结构被命名为细胞，细胞源于拉丁语的"cella"（小房间）。

当时他不知道自己所发现的构造物是什么，但那个小房间才是被细胞壁隔开的细胞。

在那之后进入了19世纪，伴随着显微镜技术的发展，科学家们能够更加细致地观察生物。

1838年，施莱登提出所有植物是由细胞构成的；1839年，施旺提出所有动物是由细胞构成的。

他们共同创立了"细胞学说"，即一切动植物都是由细胞构成。

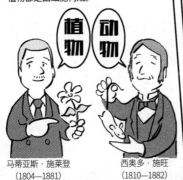

马蒂亚斯·施莱登
（1804—1881）

西奥多·施旺
（1810—1882）

施莱登和施旺在我们医学界的地位，

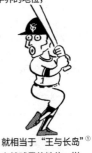

就相当于"王与长岛"①在棒球界的地位一样。可以这样关联来记忆。

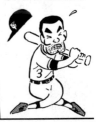

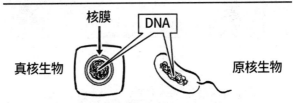

核膜

DNA

真核生物

原核生物

地球上的生物，分为有核膜包裹着细胞核的"真核生物"和没有核膜包裹细胞核的"原核生物"。

原核生物是指细菌、蓝藻等类型的原始单细胞生物，而包含人类在内的高等生物全部都是真核生物。

细胞的结构

人体由大约60万亿个[※]细胞构成。细胞的种类有200多种，不同种类的细胞有着各种各样的功能。

在生物的蓝图中，DNA包含在细胞核中。

在细胞质中有线粒体、内质网、高尔基体、中心体等细胞器。

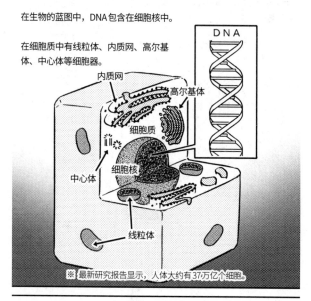

DNA

内质网

高尔基体

细胞质

中心体

细胞核

线粒体

※ 最新研究报告显示，人体大约有37万亿个细胞。

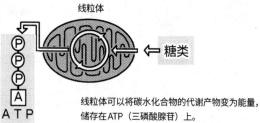

线粒体

糖类

ATP

线粒体可以将碳水化合物的代谢产物变为能量，储存在ATP（三磷酸腺苷）上。

内质网参与物质的合成、储存以及运输。

内质网表面附着的核糖体，是从 DNA 向 RNA 转录遗传因子合成蛋白质的场所。

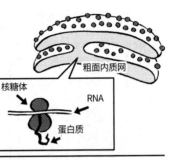

高尔基体参与物质的存储及运输。

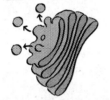

中心体在细胞分裂的时候引导染色体的移动。

细胞核中 DNA 在细胞分裂的时候，变成棒状并形成染色体。

然后，经过复制的染色体进入各个细胞中，完成分裂。

细胞核中 DNA 分别从父母双方各继承了一半。

子女和父母的外貌、体形、性格等相似，这些都与细胞核内的 DNA 有关。

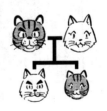

但是，DNA并不只存在于细胞核中。

细胞质内的线粒体也拥有自己的DNA，用于分裂、增殖。

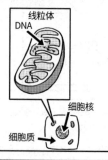

线粒体拥有自己的DNA，因为它原本就是另一种生物。

在真核生物还没出现的时期，作为细胞获取能量的道具，线粒体的祖先被细胞吸收了进来。

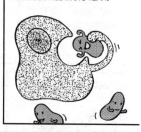

在细胞中定居的猫

可以说线粒体像是在家中定居的猫一样。

你一开始让流浪猫进了家里。

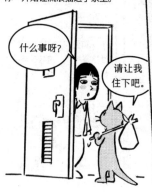

一起住了一段时间后发现，把它放在被窝里面很暖和，还会抓老鼠，

并且比什么都可爱……

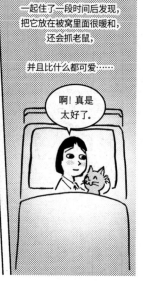

然后，不知道从什么时候开始，你就会无法想象没有猫的生活……

也就是说，线粒体就是这样一个像猫的家伙。

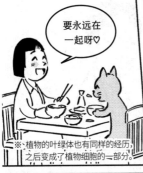

要永远在一起呀♡

※植物的叶绿体也有同样的经历，之后变成了植物细胞的一部分。

线粒体通过卵子的细胞质，由母亲世代代传递下去。

这被称为"细胞质遗传"。

另一方面，父亲的精子只传递了细胞核内的DNA。

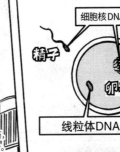

细胞核DNA

精子

卵子

线粒体DNA

我有一个女儿，看着女儿，妻子还有我的岳母在一起，

不觉感叹"三个人就靠着细胞质紧紧地联系在一起呀"，感到生命就是靠着女性强大的生命力在延续。

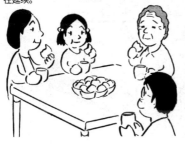

同时，

一想起只传达少量核内信息的精子，

就深刻地体会到"男人真是很渺小"。

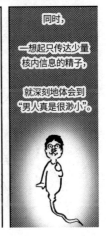

第一章 细胞 017

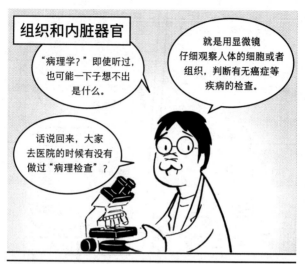

组织和内脏器官

"病理学？"即使听过，也可能一下子想不出是什么。

就是用显微镜仔细观察人体的细胞或者组织，判断有无癌症等疾病的检查。

话说回来，大家去医院的时候有没有做过"病理检查"？

用妇科日常的情景来举例。

生殖器官非常规出血的患者来院就诊，医生怀疑可能是子宫癌，并用采样器获取患者的子宫颈上皮细胞，然后送去做病理检查。

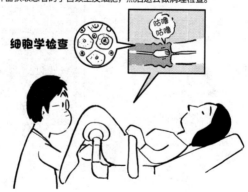

细胞学检查

咕噜
咕噜

一周之后，细胞学检查的结果出来了，怀疑有可能是恶性肿瘤。

医生为了确诊，在患者的子宫颈部位做"组织切片"，切除了部分组织送去做病理检查。

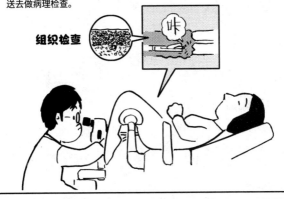

一周之后，"组织检查"的结果出来了，果然是子宫颈癌。
患者接受手术，医生在术后将切除的"器官"送去做病理检查。

结果显示肿瘤是良性的，不需要化疗和抗癌剂等追加疗法。
患者平安出院。
事情解决了。

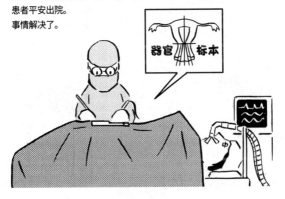

那么，通过上述的一系列诊疗过程，我想大家都明白了，检查是从细胞开始，然后是组织，最后是器官，这是一个逐渐扩大的过程。

也就是说，这些就是生物体的构成要素。

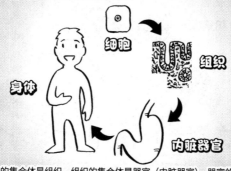

细胞的集合体是组织，组织的集合体是器官（内脏器官），器官的集合体是人体系统（循环系统、消化系统等），人体系统构成了我们的身体。

19世纪，德国病理学家魏尔肖系统论述了"一切细胞皆源于细胞"的理论。

他确立的"细胞病理学"认为所有疾病都是细胞的疾病，这也是现代肿瘤学的基础。

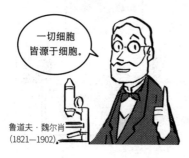

一切细胞皆源于细胞。

鲁道夫·魏尔肖
（1821—1902）

那么从下章开始，让我们一起来试着思考每个人体系统的结构吧。

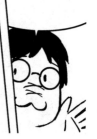

第二章

消化系统

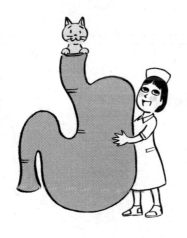

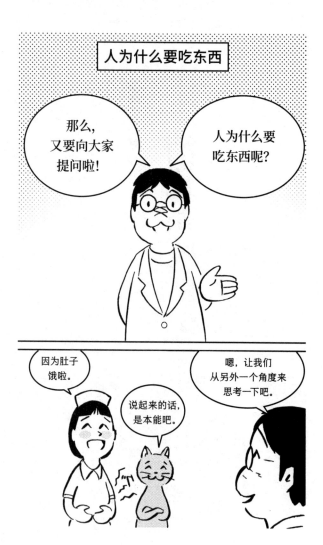

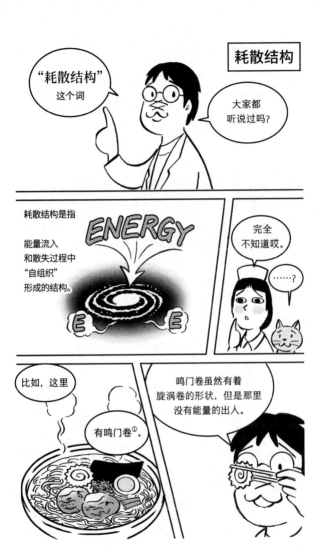

耗散结构

"耗散结构"这个词

大家都听说过吗?

耗散结构是指

能量流入和散失过程中"自组织"形成的结构。

ENERGY

完全不知道哎。

……?

比如,这里

有鸣门卷①。

鸣门卷虽然有着旋涡卷的形状,但是那里没有能量的出入。

那么，鸣门涡潮①是怎样的呢？

即使形成了漩涡结构，但如果没有海流的能量流入，漩涡也会消失。

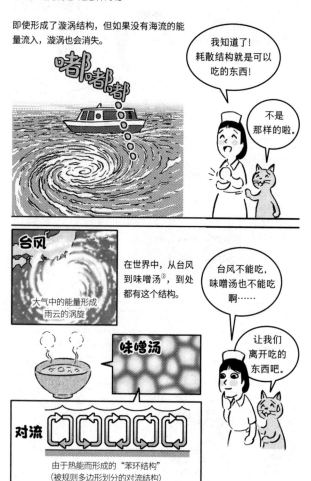

嘟嘟嘟

我知道了！耗散结构就是可以吃的东西！

不是那样的啦。

台风

大气中的能量形成雨云的涡旋

在世界中，从台风到味噌汤②，到处都有这个结构。

台风不能吃，味噌汤也不能吃啊……

让我们离开吃的东西吧。

味噌汤

对流

由于热能而形成的"苯环结构"
（被规则多边形划分的对流结构）

并且，我们在地球上能切身感受到耗散结构。

那就是"生命活动"。

生物从细菌到人类，都依靠从外部摄取能量来维持常规的生物结构，并释放剩余热量。

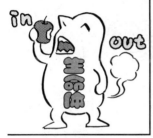

"耗散结构理论"的提出者是出生于俄罗斯的化学家普里高津。

他于1977年获得了诺贝尔化学奖。

> 生命现象的本质就是耗散结构。

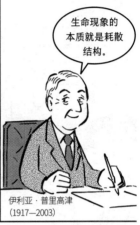

伊利亚·普里高津
（1917—2003）

> 人吃东西的目的就是……
>
> 获取维持这个系统所必需的能量。
>
> 那么，为了耗散结构我开动了。
>
> 肚子饿了呢。

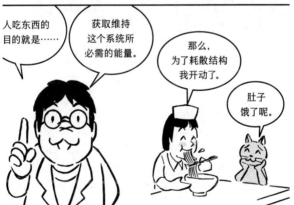

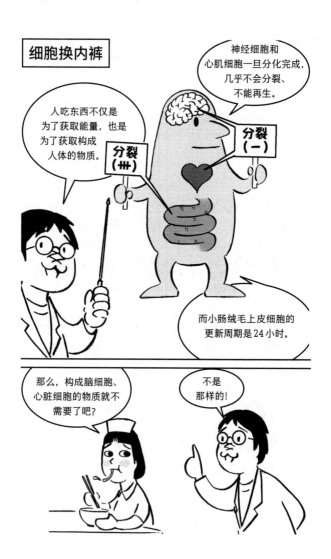

即使是一生都不分裂的细胞，其构成要素每天也在代谢更新。

细胞膜也好，核膜也好，它们每天都有一部分在置换新合成的蛋白质。

就像是不断流淌的河流，水每一刻都不是原来的水……

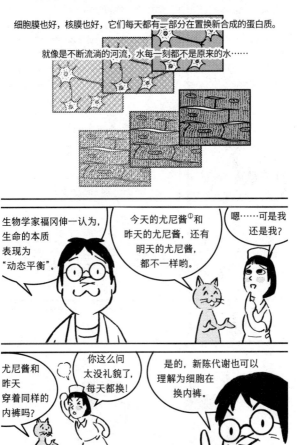

生物学家福冈伸一认为，生命的本质表现为"动态平衡"。

今天的尤尼酱①和昨天的尤尼酱，还有明天的尤尼酱，都不一样哟。

嗯……可是我还是我？

尤尼酱和昨天穿着同样的内裤吗？

你这么问太没礼貌了，每天都换！

是的，新陈代谢也可以理解为细胞在换内裤。

生物都是从外部获取元素和物质,

并将它们重新组合,

用来拼命维持不断崩坏的生命体。

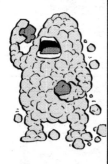

量子力学的奠基人,于1933年获得诺贝尔物理学奖的薛定谔,

在他的名著《生命是什么》中阐述了这一观点。

生物靠吃"负熵"活着。

埃尔温·薛定谔
(1887—1961)

熵法则

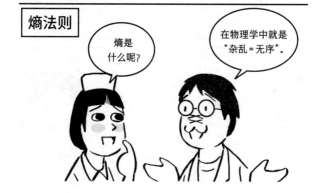

熵是什么呢?

在物理学中就是"杂乱 = 无序"。

如果在水中滴入墨水，
墨水的粒子就会在水中自然地扩散开来。

自然界中，
物质的状态都是向混乱发展
（熵增大）的。

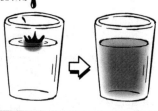

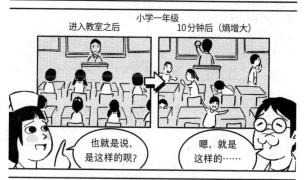

但是，所有生物都在努力减少无秩序来维持生命。

就是所谓"生物靠吃'负熵'活着"。

说起来，
生物直到生命终结那天，
都一直在与自然抗衡。

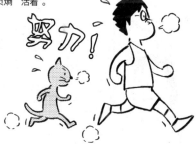

消化道

消化道是指从口腔开始到肛门结束的管道。

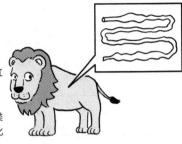

消化道的长度根据动物种类而有所不同。食肉动物消化道的长度大约是身长的5倍，食草动物消化道的长度是身长的10～25倍。

人是杂食动物，消化道的长度是身高的5～6倍，和食肉动物差不多。

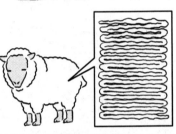

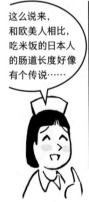

这么说来，和欧美人相比，吃米饭的日本人的肠道长度好像有个传说……

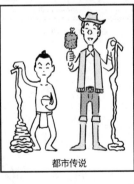

都市传说

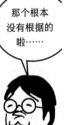

那个根本没有根据的啦……

人体消化道中，

食道长 25 ～ 30 cm，
胃 20 ～ 30 cm，
十二指肠 25 cm，
小肠 6 m，大肠 1.5 m，
整体长 7 ～ 9 m。

25 cm

25 ～ 30 cm

20 ～ 30 cm

1.5 m

6 m
（上 2/5 是空肠，下 3/5 是回肠）

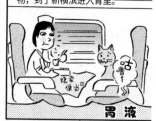

如果将消化道的长度比作东海道新干线的话，在东京站乘车时吃的食物，一到了新横滨进入胃里。

胃液

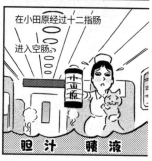

在小田原经过十二指肠

进入空肠。

胆汁 胰液

空肠和回肠的界线大约是静冈到挂川附近。

食物在米原进入大肠，
到达京都的时候，车内便开始飘着便臭。

然后！

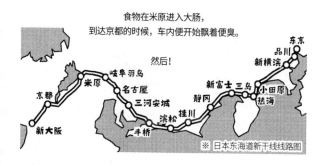

※ 日本东海道新干线线路图

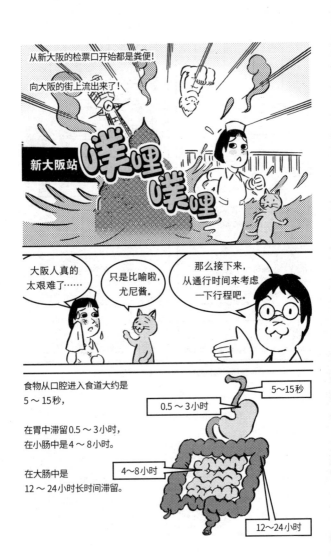

从新大阪的检票口开始都是粪便！

向大阪的街上流出来了！

新大阪站 噗哩噗哩

大阪人真的太艰难了……

只是比喻啦，尤尼酱。

那么接下来，从通行时间来考虑一下行程吧。

食物从口腔进入食道大约是5～15秒，

在胃中滞留0.5～3小时，在小肠中是4～8小时。

在大肠中是12～24小时长时间滞留。

5～15秒

0.5～3小时

4～8小时

12～24小时

举个例子，如果在东京站乘坐"回声号"列车，

在东京站月台停靠的时候，食物进入了胃里。

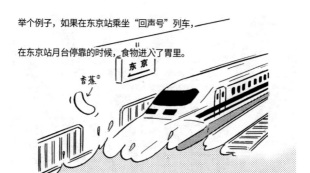

蛋白质快要溶化的时候经过新横滨，到十二指肠。

在那之后，从小田原到新富士之间，继续在小肠的旅程。

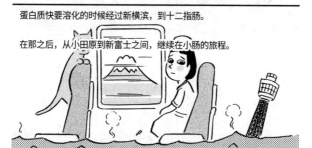

不久，在静冈进入大肠。

经过滨松的时候，车内就已经都是粪臭味了……

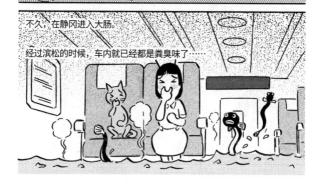

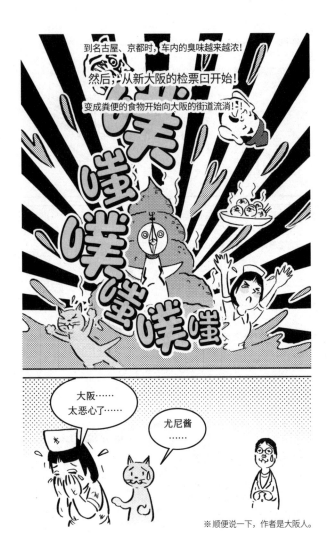

消化现象和人体实验

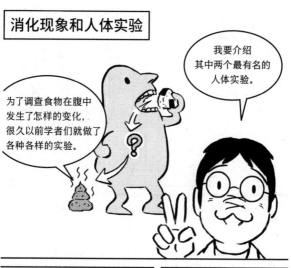

为了调查食物在腹中发生了怎样的变化，很久以前学者们就做了各种各样的实验。

我要介绍其中两个最有名的人体实验。

成为像巴斯德那样的男人

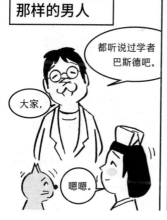

大家，

都听说过学者巴斯德吧。

嗯嗯。

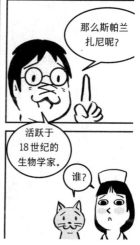

那么斯帕兰扎尼呢？

活跃于18世纪的生物学家。

谁？

巴斯德研制出了
诸如狂犬病等传染病的疫苗，
是法国著名的微生物学家。

他最大的成就是否定了
"微生物自然发生论"。

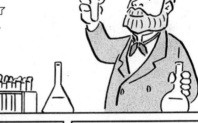

路易·巴斯德
（1822—1895）

19世纪中叶，人们认为生物产生于无生命物质。

1861年，巴斯德用著名的"鹅颈烧瓶实验"否定了这个说法。

煮沸

落下的微生物在这里积存

没有腐败

这个在生物课上学过。

但在此之前，有学者做过类似的实验。

这位学者就是斯帕兰扎尼。

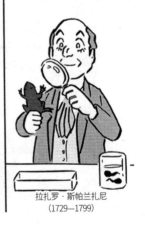

拉扎罗·斯帕兰扎尼
（1729—1799）

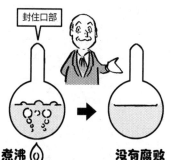

封住口部

煮沸　→　没有腐败

1765年，
斯帕兰扎尼将肉汤放入烧瓶中并密封，将其煮沸后，进行放置实验。

结果，这瓶肉汤一直没有腐败变质。

他根据这个实验，否定了微生物的自然发生论。

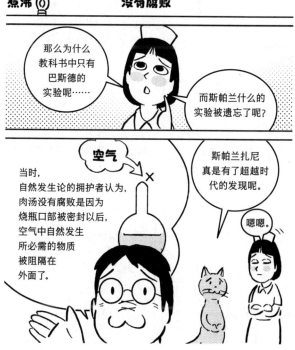

那么为什么教科书中只有巴斯德的实验呢……

而斯帕兰什么的实验被遗忘了呢？

空气

当时，自然发生论的拥护者认为，肉汤没有腐败是因为烧瓶口部被密封以后，空气中自然发生所必需的物质被阻隔在外面了。

斯帕兰扎尼真是有了超越时代的发现呢。

嗯嗯。

在1776年，
斯帕兰扎尼开始做消化实验。

虽然当时有很多关于消化现象的理论，例如"肠胃只是粉碎食物""消化是和发酵一样的反应""食物只是在体内腐败"，

但是却没有人去实际研究、验证。

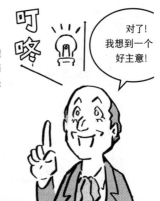

叮咚

对了！
我想到一个
好主意！

他在亚麻布的小袋子和开了小孔的木筒中放入各种食物，并把它吞下去。

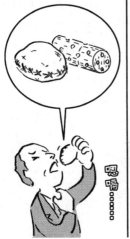

嗯喝◦◦◦◦◦

在那之后，
打开和粪便一起排出来的布袋或者木筒。

检查里面的东西。

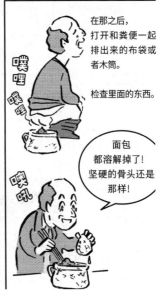

噗哩
噗哩

噢吼

面包
都溶解掉了！
坚硬的骨头还是
那样！

通过品尝随粪便排出的未消化食物的味道来研究它们的变化。

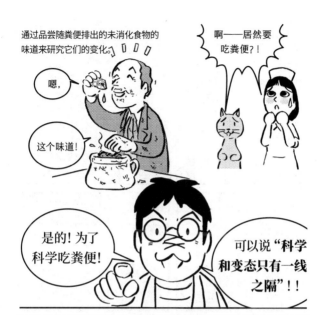

接着他把胃液吐出来并收集起来，

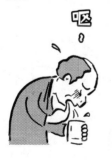

把食物放进收集的胃液中，并加热到和体温相同的温度，

观察食物被溶解的样子。

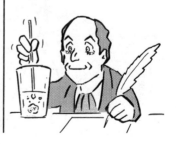

之后
他将放入食物的
木筒先吞下，

然后再
吐出来继续做实验。

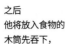
噗

咳

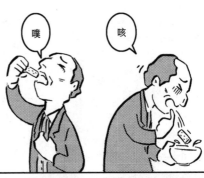

噗

咳

噗

咳

这真的是一
个非常辛苦
的实验。

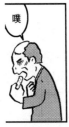 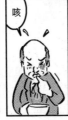 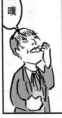 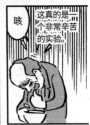

尽管呕吐后的数小时要
忍受剧烈的胃痛，
但他还是坚持实验，
直到收集到研究所
需要的数据为止。

作为他
如此辛苦
的成果，

斯帕兰扎尼证明了"消化"
是与"腐败""发酵"完全
不同的化学反应。

尤尼酱
……

科学和变态
只有一线之隔
……

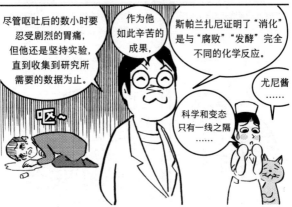

呕~

圣马丁的胃

在消化作用实验的历史中，

最有名的就是美国外科医生博蒙特的实验。

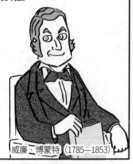

威廉·博蒙特（1785—1853）

1822年，
在美国密歇根州麦基诺岛上，发生了枪械走火事故，

18岁的阿莱克斯·圣马丁腹部中弹。

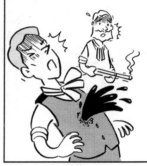

在接受了附近要塞的军医博蒙特的治疗后，

圣马丁总算保住了一命。

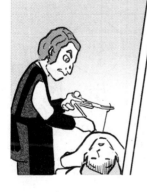

但是，
他的腹部却留下了一个大洞，
腹壁与胃壁连接在一起无法闭合。

也就是常说的"胃瘘"。

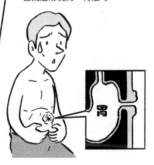

胃

博蒙特认为
这是一次千载难逢的机会。

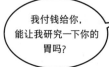

我付钱给你，
能让我研究一下你的
胃吗？

你要
做什么？

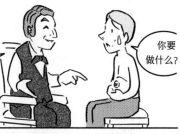

观察消化作用。

嗯，
是这样
溶解的
啊……

他向圣马丁的胃中
放入了各种用丝线吊着的食物，

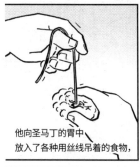

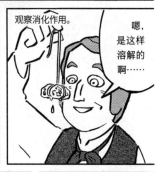

放进去取出来……

取出来放进去……

这对于
圣马丁来说是
非常痛苦的。

好了好了，
不要这样说
……

医生，
我已经受
够了。

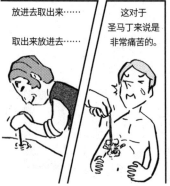

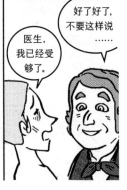

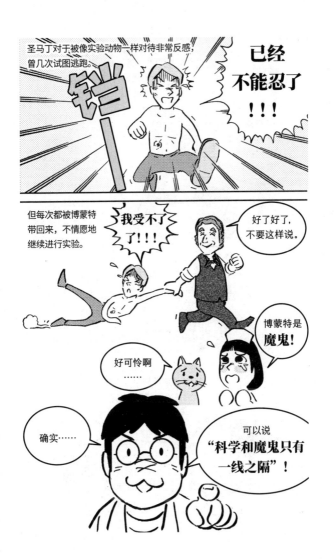

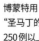

博蒙特用"圣马丁的胃"完成了250例以上的消化实验，实验成果于1838年发表。

另外，胃液中除盐酸以外，还含有其他可以分解蛋白质的化学物质。

这就是之后被命名为"胃蛋白酶"的消化酶。

胃液分泌是食物摄取的结果，并且可以被情绪所左右。

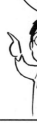

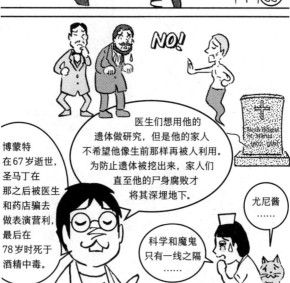

NO!

博蒙特在67岁逝世，圣马丁在那之后被医生和药店骗去做表演营利，最后在78岁时死于酒精中毒。

医生们想用他的遗体做研究，但是他的家人不希望他像生前那样再被人利用。为防止遗体被挖出来，家人们直至他的尸身腐败才将其深埋地下。

尤尼酱……

科学和魔鬼只有一线之隔……

口腔

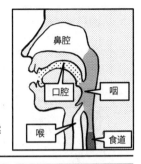

消化系统是从口腔开始的。

食物在口腔中被咀嚼，并与唾液混合，然后经由食道运送至体内。

唾液中含有可以分解碳水化合物的水解酶，如唾液淀粉酶。

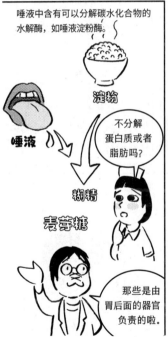

淀粉

唾液

糊精

麦芽糖

不分解蛋白质或者脂肪吗？

那些是由胃后面的器官负责的啦。

唾液腺分布在口腔内的各个地方，

其中最重要的是三大唾液腺（腮腺、下颌下腺、舌下腺）。

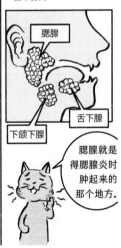

腮腺就是得腮腺炎时肿起来的那个地方。

唾液中存在有杀菌作用的酶，
例如溶菌酶、免疫球蛋白等，

当病原体入侵时能起到一定的
防御作用。

溶菌酶

免疫球蛋白

顺便说一下，感冒药成分中溶霉菌
的发现者，也是发现青霉素并获得
诺贝尔奖的弗莱明。

在细菌培养的
时候不小心把鼻涕滴进了
培养皿中，之后培养皿中的
细菌都死掉了……这大概就是
所谓契机吧……

亚历山大·弗莱明
（1881—1955）

说起来，
青霉素的发现，
也是偶然在培养
皿中发现了
青霉菌。

难道说
弗莱明的实验都是
他的手下……

不能乱说！

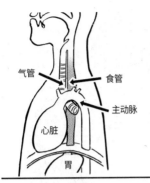

食管是连接咽喉和胃的管道，位于左右肺间的"纵隔"内，与气管、主动脉和心脏相邻。

在解剖学中，食管是消化道最难动手术的位置。

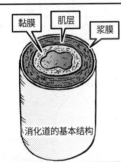

消化道的基本结构

消化道由内层的"黏膜"、负责蠕动的"肌层"和外侧的"浆膜"构成。

但是，食管没有浆膜，它的外层是结缔组织构成的外膜，与周围的组织相邻。

因此，食管癌非常容易向周围组织扩散、转移，并且食管手术后很容易出现缝合不全的情况。

消化道的肌肉结构是内侧环状、外侧纵向的二层构造。表现为"内环外纵"。

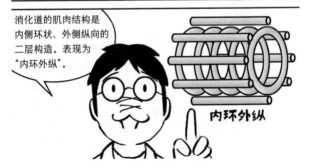

内环外纵

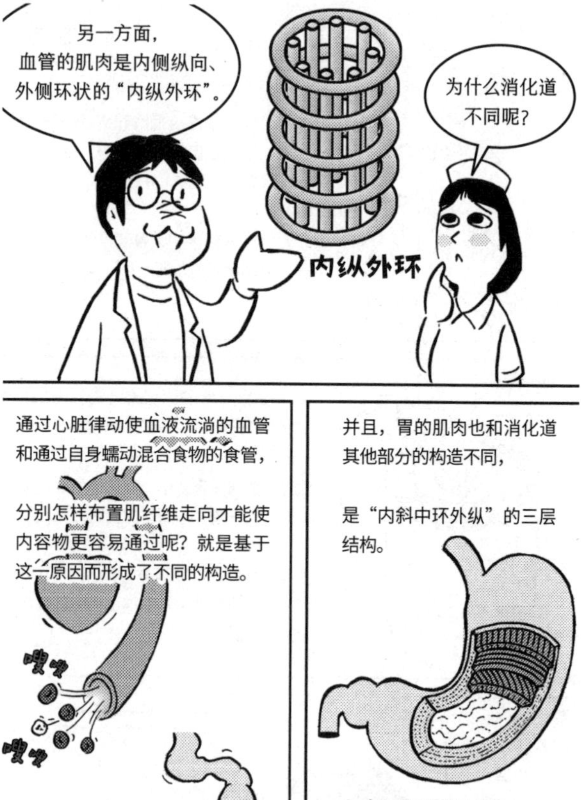

另一方面，血管的肌肉是内侧纵向、外侧环状的"内纵外环"。

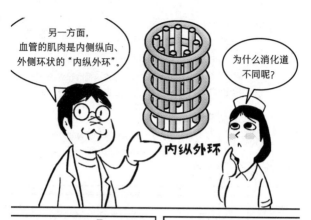

内纵外环

为什么消化道不同呢？

通过心脏律动使血液流淌的血管和通过自身蠕动混合物的食管，

分别怎样布置肌纤维走向才能使内容物更容易通过呢？就是基于这一原因而形成了不同的构造。

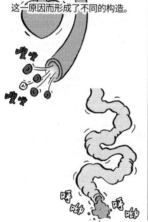

�’呀

呼喲 呼喲

并且，胃的肌肉也和消化道其他部分的构造不同，

是"内斜中环外纵"的三层结构。

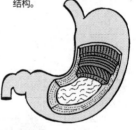

内斜中环外纵

胃的蠕动很复杂哎。

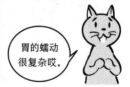

胃为什么不会溶解

胃液的消化功能是胃酸和胃蛋白酶共同作用的结果。

分泌胃液的胃底腺主要包含三种细胞：分泌胃蛋白酶原的主细胞、分泌盐酸的壁细胞、分泌黏液的颈黏液细胞。

胃蛋白酶原在盐酸的作用下变为胃蛋白酶。

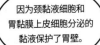

因为颈黏液细胞和胃黏膜上皮细胞分泌的黏液保护了胃壁。

为什么胃不会溶解呢？

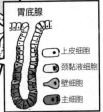

胃底腺

- 上皮细胞
- 颈黏液细胞
- 壁细胞
- 主细胞

胃中溶解蛋白质的"攻击因子"和保护胃蛋白的"防御因子"不断地斗争。

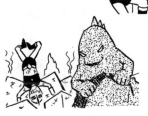

当两者间平衡被破坏时，就会引起胃炎、胃溃疡等黏膜病变。

出于这种考虑，直到20世纪80年代末，针对胃炎、胃溃疡的治疗，还是以抗酸剂和胃黏膜保护剂为主。

医学界认为，
导致胃溃疡最大的
因素是压力，
以及精神过度
紧张。

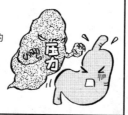

——但是，1983年幽门螺杆菌（Hp）的发现，使情况发生了巨大的改变——

胃黏膜感染Hp被判定是导致慢性胃炎、胃溃疡、十二指肠溃疡、胃癌等诸多胃病的原因。

抗生素成为了主要的治疗药物。

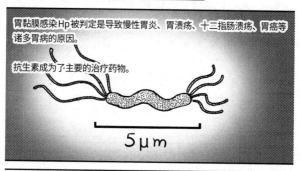

$5 \mu m$

Hp含有一种尿素酶，
可以分解胃液中的尿素并产生氨，
来中和胃酸，
从而保护自己不被溶解。

并且，
Hp在胃黏膜中分泌的化学物质
还会破坏胃细胞。

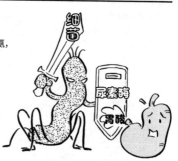

关于胃中细菌的实验，从一百多年前就开始做了。

Hp 的发现

但是，并没有成功分离培养出这种细菌，大家都认为胃中的环境不适合细菌生长。

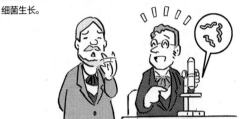

然而1982年，澳大利亚的沃伦和马歇尔成功地从胃炎患者的胃黏膜组织中分离出了螺旋状的细菌。

这就是Hp。

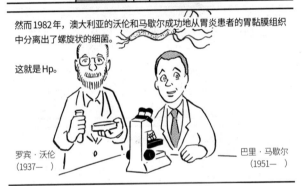

罗宾·沃伦
(1937—)

巴里·马歇尔
(1951—)

Hp可以说是偶然发现的。

他们用培养箱对其进行了48小时培养，检查有没有细菌……

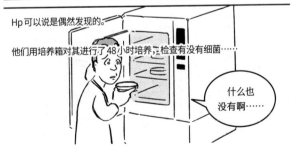

什么也没有啊……

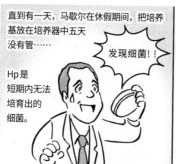

直到有一天，马歇尔在休假期间，把培养基放在培养器中五天没有管……

发现细菌！！

Hp是短期内无法培育出的细菌。

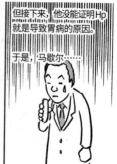

但接下来，他没能证明Hp就是导致胃病的原因。

于是，马歇尔……

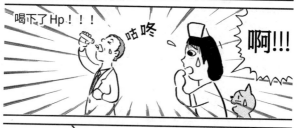

喝下了Hp！！！

咕咚

啊！！！

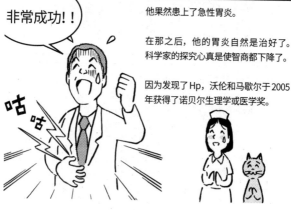

非常成功！！

咕咕

他果然患上了急性胃炎。

在那之后，他的胃炎自然是治好了。科学家的探究心真是使智商都下降了。

因为发现了Hp，沃伦和马歇尔于2005年获得了诺贝尔生理学或医学奖。

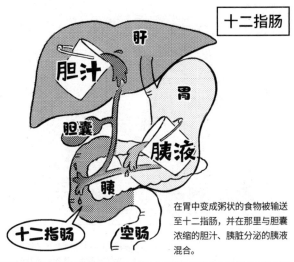

在胃中变成粥状的食物被输送至十二指肠，并在那里与胆囊浓缩的胆汁、胰脏分泌的胰液混合。

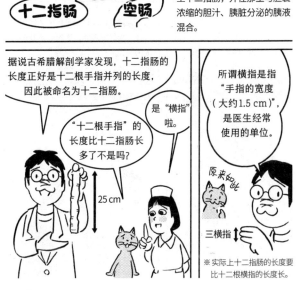

据说古希腊解剖学家发现，十二指肠的长度正好是十二根手指并列的长度，因此被命名为十二指肠。

"十二根手指"的长度比十二指肠长多了不是吗？

25 cm

是"横指"啦。

所谓横指是指"手指的宽度（大约1.5 cm）"，是医生经常使用的单位。

原来如此

三横指

※ 实际上十二指肠的长度要比十二根横指的长度长。

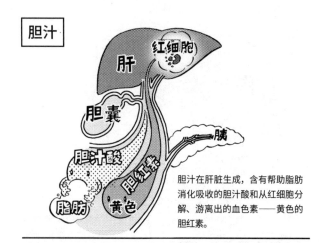

胆汁

肝
红细胞
胆囊
胆汁酸
胆红素
脂肪
黄色
胰

胆汁在肝脏生成，含有帮助脂肪消化吸收的胆汁酸和从红细胞分解、游离出的血色素——黄色的胆红素。

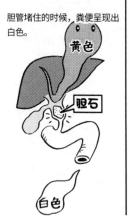

胆囊、肝脏出现疾病时会产生黄疸，这是胆红素无法顺利代谢、积存在血液中造成的。

胆管堵住的时候，粪便呈现出白色。

黄色

胆石

白色

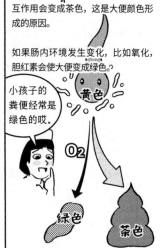

胆汁中排出的胆红素与肠内的细菌相互作用会变成茶色，这是大便颜色形成的原因。

如果肠内环境发生变化，比如氧化，胆红素会使大便变成绿色。

小孩子的粪便经常是绿色的哎。

黄色

O_2

绿色

茶色

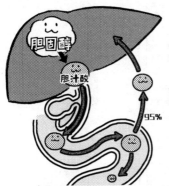

胆汁酸是在肝脏中由胆固醇分解形成的。

胆汁酸排入十二指肠，之后有95%在小肠被重吸收，返回肝脏再次利用。

这就是"肝肠循环"。

胰液

胰液中含有可以分解蛋白质的胰蛋白酶原、分解脂肪的胰脂肪酶、分解碳水化合物的胰淀粉酶等。

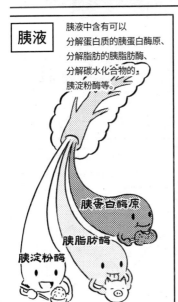

胰液是弱碱性的。

胃中输送的强酸性食物被胰液中和，在空肠就会完全变为中性。

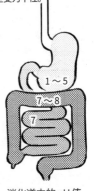

消化道内的pH值
（不到7的为酸性）

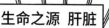

生命之源 肝脏

肝脏大约重 1.2～1.5 kg，是人体最大的内脏器官。

人类最古老的文明——美索不达米亚文明认为，这个内脏器官是生命的中心。

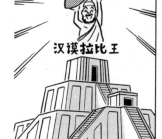

汉谟拉比王

如同古人想象的那样，肝脏的再生能力非常强，

即使手术切去了 70%～80%，也会再生为原来的样子。

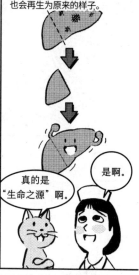

真的是"生命之源"啊。

是啊。

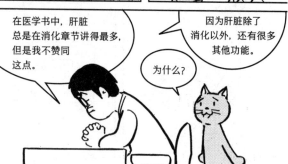

在医学书中，肝脏总是在消化章节讲得最多，但是我不赞同这点。

为什么？

因为肝脏除了消化以外，还有很多其他功能。

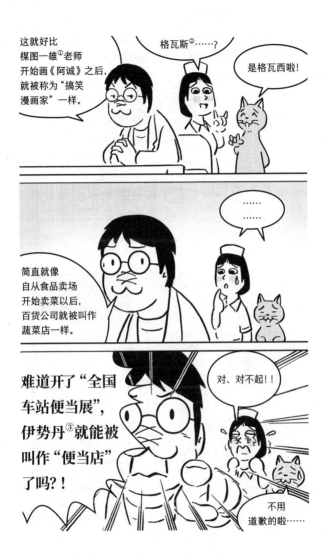

肝脏是食品加工厂

肝脏将肠道通过门静脉送来的营养物质进行加工存储。

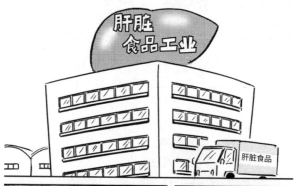

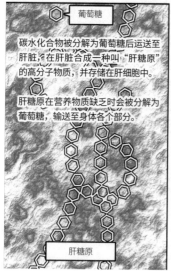

葡萄糖

碳水化合物被分解为葡萄糖后运送至肝脏，在肝脏合成一种叫"肝糖原"的高分子物质，并存储在肝细胞中。

肝糖原在营养物质缺乏时会被分解为葡萄糖，输送至身体各个部分。

肝糖原

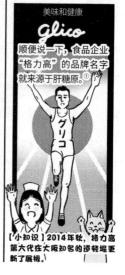

美味和健康

glico

顺便说一下，食品企业"格力高"的品牌名字就来源于肝糖原。①

【小知识】2014年秋，格力高第六代在大阪知名的道顿堀更新了展板。

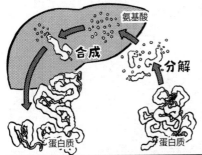

蛋白质被分解为氨基酸并运送至肝脏，

在肝脏中会被再合成为白蛋白等生命体所必需的蛋白质。

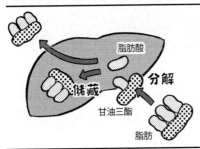

脂肪被分解为脂肪酸、甘油三酯、丙三醇等吸收后，又被合成为脂肪运送至肝脏。

一部分被存储在肝脏，剩余部分被运送至全身各处的脂肪组织。

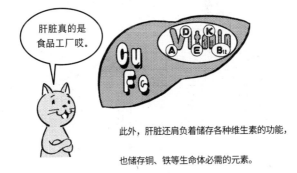

此外，肝脏还肩负着储存各种维生素的功能，

也储存铜、铁等生命体必需的元素。

肝脏是污水处理设施

肝脏肩负着给生命体"解毒"的任务。

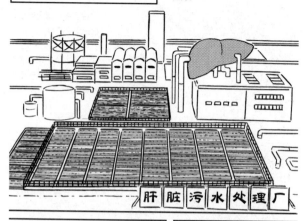

肝脏污水处理厂

体内的代谢物、有害物以及从体外吸收的有毒物质经过肝脏分解，通过尿液或胆汁排出体外。

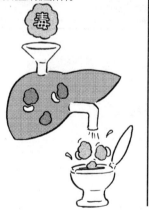

肝功能障碍导致体内毒素堆积，引发的各种神经系统疾病，就是"肝性脑病"。

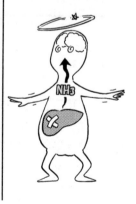

肝脏是保安公司

肝脏内有一种叫库普弗（Kupffer）细胞的细胞在扮演保安的角色。

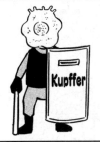

库普弗细胞也被叫作肝巨噬细胞，是白细胞的一种。

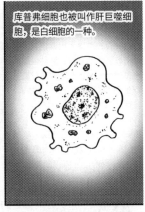

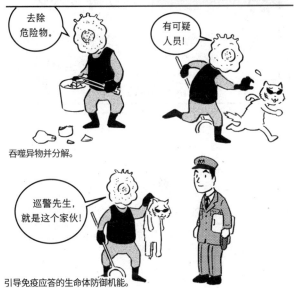

去除危险物。

吞噬异物并分解。

有可疑人员！

巡警先生，就是这个家伙！

引导免疫应答的生命体防御机能。

肝脏是血液中心

盖伦模拟的经典血液循环模型

在欧洲，人们自古以来认为，血液是以食物为原料在肝脏中制造出来供给全身的。古罗马时期活跃的医学家盖伦（129—200？）曾写过相关著作。

直到17世纪英国的威廉·哈维（1578—1657）发现血液循环前的1500多年间，人们都深信不疑。

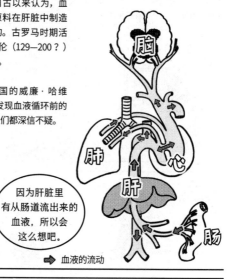

因为肝脏里有从肠道流出来的血液，所以会这么想吧。

➡ 血液的流动

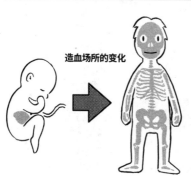

造血场所的变化

人在胎儿时期，肝脏制造了大量的血液。

但是出生之后，肝脏就停止了造血，直到成人都是通过骨髓来造血的。

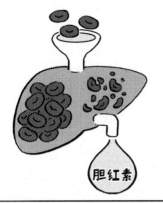

肝脏破坏老化的红细胞，排出胆红素。

另外，肝脏也有存储血液的功能。它作为造血所必需的铁、维生素B_{12}的存储仓库也是很重要的。

此外，
肝脏还合成凝血酶原、纤维蛋白原等凝血因子，参与凝血功能。

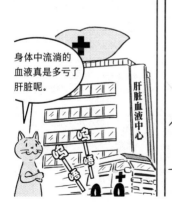

肝脏是胆固醇处理厂

肝脏合成胆固醇和胆汁酸。

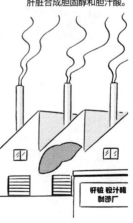

胆汁中含有胆红素和胆汁酸，胆固醇与胆汁酸结合形成复合物质，经由十二指肠排出。

胆汁是体内胆固醇排出的重要通路。

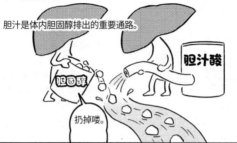

扔掉喽。

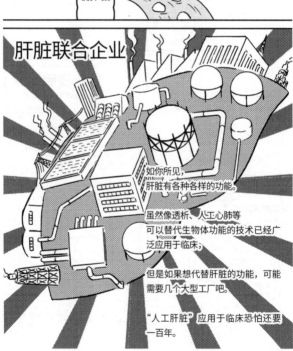

肝脏联合企业

如你所见，肝脏有各种各样的功能。

虽然像透析、人工心肺等可以替代生物体功能的技术已经广泛应用于临床；

但是如果想代替肝脏的功能，可能需要几个大型工厂吧。

"人工肝脏"应用于临床恐怕还要一百年。

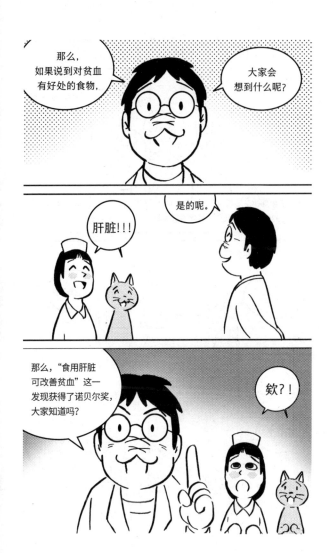

"用肝脏治疗贫血"获诺贝尔奖

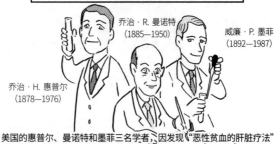

乔治·R.曼诺特
(1885—1950)

威廉·P.墨菲
(1892—1987)

乔治·H.惠普尔
(1878—1976)

美国的惠普尔、曼诺特和墨菲三名学者，因发现"恶性贫血的肝脏疗法"而在1934年获得诺贝尔生理学或医学奖。

1924年，惠普尔他们给贫血的狗食用了肝脏，发现狗的贫血状况改善了。

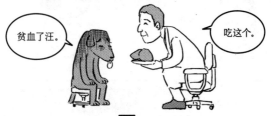

贫血了汪。

吃这个。

他们将这一发现用于治疗恶性贫血，并于1927年确立了"肝脏疗法"。

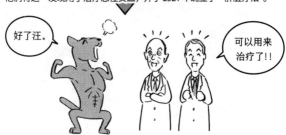

好了汪。

可以用来治疗了!!

恶性贫血是由缺乏维生素 B_{12} 导致的。

虽然维生素 B_{12} 在动物肝脏中含量丰富，但在当时却是完全未知的物质。

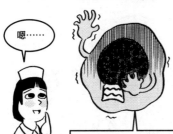

嗯……

肝脏疗法对于治疗不明原因致死的恶性贫血患者，具有划时代的意义。

恶性贫血红细胞变大，缺铁性贫血红细胞变小。

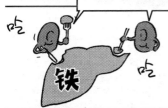

吃

铁

吃

现代饮食生活中，只要不偏食，就不会缺乏维生素 B_{12}。

肝脏中含有丰富的铁元素，对治疗女性的缺铁性贫血也很有效。

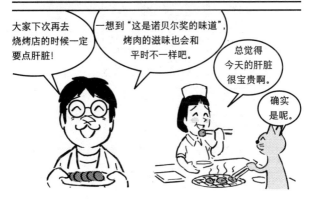

大家下次再去烧烤店的时候一定要点肝脏！

一想到"这是诺贝尔奖的味道"，烤肉的滋味也会和平时不一样吧。

总觉得今天的肝脏很宝贵啊。

确实是呢。

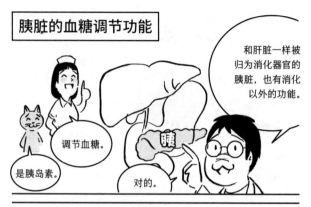

胰脏的血糖调节功能

和肝脏一样被归为消化器官的胰脏，也有消化以外的功能。

调节血糖。

是胰岛素。

胰

对的。

对一般人来说，高血糖比低血糖更危险。

因为使血糖上升的激素有很多，比如：肾上腺素、去甲肾上腺素、皮质醇等成长类激素和胰高血糖素。

但是，胰岛素是唯一可以降血糖的激素。

被称作"胰岛"，直径在200 µm左右的细胞集块以"岛状"分布在胰脏组织中。

胰岛

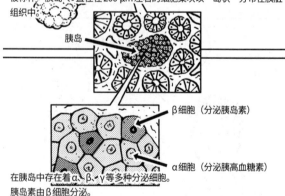

β细胞（分泌胰岛素）

α细胞（分泌胰高血糖素）

在胰岛中存在着α、β、γ等多种分泌细胞。
胰岛素由β细胞分泌。

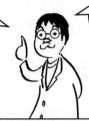

糖尿病是胰岛素分泌相对不足引起的疾病。

在发现胰岛素以前，早期的糖尿病患者往往会死于发病后的5年内。

胰岛素的发现拯救了全世界糖尿病患者，并获得了诺贝尔奖。

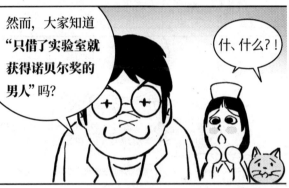

然而，大家知道**"只借了实验室就获得诺贝尔奖的男人"**吗？

什、什么？！

无名学者两个月发现胰岛素

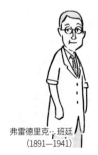

弗雷德里克·班廷
（1891—1941）

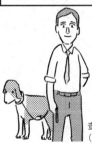

1921年，加拿大人班廷和贝斯特发现了胰岛素。

查尔斯·贝斯特
（1899—1978）

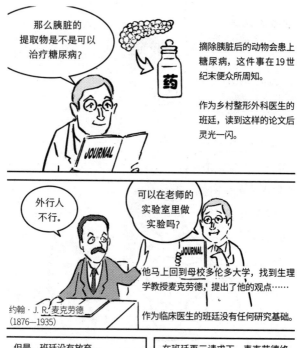

那么胰脏的提取物是不是可以治疗糖尿病？

摘除胰脏后的动物会患上糖尿病，这件事在19世纪末便众所周知。

作为乡村整形外科医生的班廷，读到这样的论文后灵光一闪。

外行人不行。

可以在老师的实验室里做实验吗？

他马上回到母校多伦多大学，找到生理学教授麦克劳德，提出了他的观点……

约翰·J. R. 麦克劳德
（1876—1935）

作为临床医生的班廷没有任何研究基础。

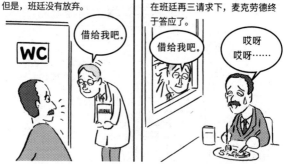

但是，班廷没有放弃。

借给我吧。

在班廷再三请求下，麦克劳德终于答应了。

借给我吧。

哎呀哎呀……

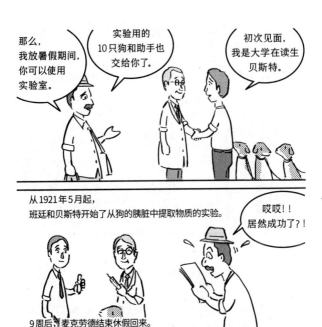

那么，我放暑假期间，你可以使用实验室。

实验用的10只狗和助手也交给你了。

初次见面，我是大学在读生贝斯特。

从1921年5月起，班廷和贝斯特开始了从狗的胰脏中提取物质的实验。

哎哎！！居然成功了？！

9周后，麦克劳德结束休假回来。他们给狗注射了提取物，之后发现狗的血糖下降了。

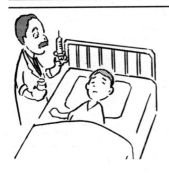

麦克劳德看到后，就借出了教室并帮助他们大量制作胰脏提取物。

1922年1月，在给患有1型糖尿病的少年注射后，他们证实了提取物是可以治疗糖尿病的药物。

在1923年，这一发现被授予诺贝尔生理学或医学奖，但领奖的却不是班廷和贝斯特，而是班廷和麦克劳德。

由于这样的争执，班廷和麦克劳德的关系恶化，两人都没有出席诺贝尔奖的颁奖典礼。

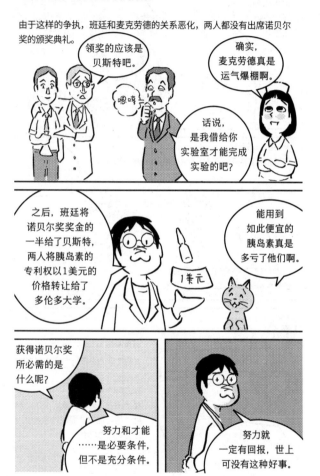

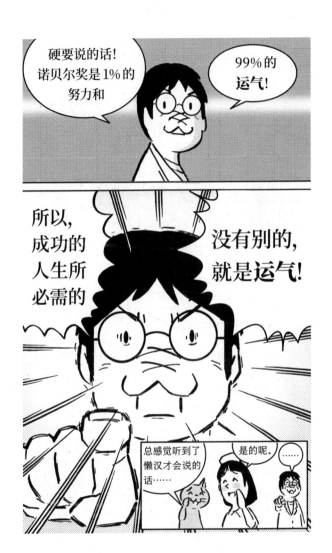

小肠

小肠由上到下分别是十二指肠、空肠和回肠。空肠和回肠之间没有明确的界线，大概上面2/5的部分是空肠，下面3/5的部分是回肠。

肠黏膜相关淋巴组织作为人体最大的免疫组织非常重要，在回肠的黏膜上可以看到特有的椭圆形淋巴滤泡（派伊尔结）。

派伊尔结

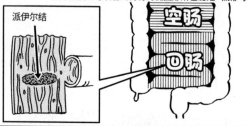

空肠内食物的传输速度快，内容物基本不会在其中停留，空肠取自"排空状态的肠"。

回肠是因为"曲折"被叫作回肠。

那空肠是因为"空"？

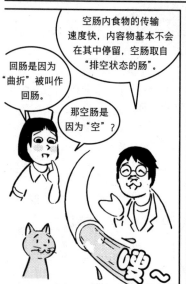

空肠和回肠中分泌的"肠液"，含有专门消化三大营养素的强碱性消化酶。

由肠黏膜分泌，为了消化吸收食物而存在。

肠液

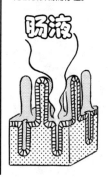

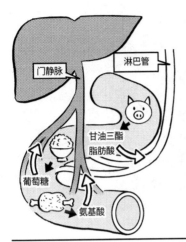

就这样直到最终阶段，营养元素分解后被小肠黏膜吸收，

葡萄糖和氨基酸经由门静脉被运送至肝脏，脂肪被分解为脂肪酸和甘油三酯，经由小肠吸收后通过淋巴管输送至全身各处。

虽然消化道是癌症的多发部位，

但是却不会发生在小肠中。

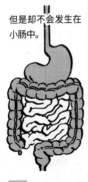

癌分布的位置

原因就是，
小肠内容物移动速度非常快，小肠和致癌物接触的时间非常短暂，

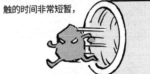

小肠黏膜细胞的寿命也非常短，被损伤的细胞会快速被新的细胞取代。

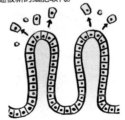

大肠

大肠和小肠的不同

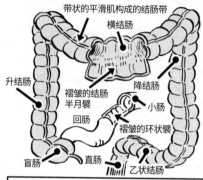

带状的平滑肌构成的结肠带

横结肠

升结肠

褶皱的结肠半月襞

降结肠

回肠

小肠

褶皱的环状襞

盲肠

直肠

乙状结肠

小肠充分吸收了食物中的营养物质，残渣被运送至大肠。

大肠包括结肠和直肠两部分。

大肠不具备消化功能，其作用主要是吸收水分和形成粪便。

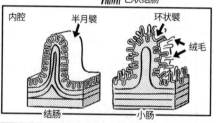

内腔

半月襞

环状襞

绒毛

结肠

小肠

从胃到十二指肠的消化道内除了幽门螺杆菌，几乎处于无菌状态；

但由肛门向内的细菌逐渐增多，在大肠内大约存在上百万亿个肠内细菌。

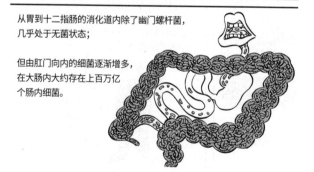

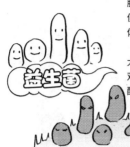

肠内菌群是在食物残渣腐败、发酵形成粪便的过程中形成的，肠内细菌的平衡对人体健康有着重要影响。

大肠中大约存在上百种细菌，其中包含双歧杆菌、嗜酸乳杆菌、屎肠球菌等乳酸菌。

俄国免疫学家梅契尼可夫提出，乳酸对人体健康有益，可以延长人类寿命，并提倡普及酸奶。

他因发现并提出白细胞的吞噬作用是生命体的防御机制，于1908年获得了诺贝尔生理学或医学奖。

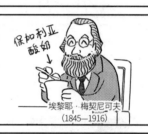

保加利亚酸奶

埃黎耶·梅契尼可夫
(1845—1916)

啊啊！！
粪便的一半
是细菌？！

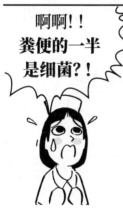

乳酸菌产生的乳酸可以使肠道内的pH值下降，能抑制病原菌繁殖，防止异常的发酵、腐败，预防感染、腹泻等症状。

成年人体内的肠道细菌大约有1.5 kg，粪便干重量的一半是由肠内细菌及其尸体构成。

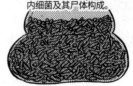

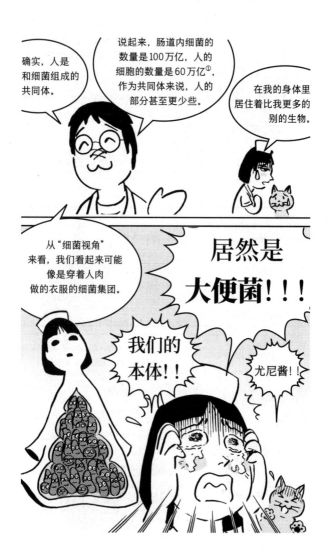

阑尾

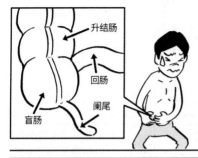

升结肠

回肠

阑尾

盲肠

阑尾炎是临床医学中最常见的疾病之一。

在现代日本，几乎没有因阑尾炎而丧命的人，但在没有抗生素也不能手术的时代，阑尾炎是会致死的疾病。

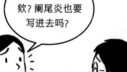

欸？阑尾炎也要写进去吗？

医生在给患者看病时，会收到患者写的病历表。

但是在病历表的既往病史（至今为止得过哪些疾病）一栏，不写曾得过阑尾炎的患者意外地非常多。

对于医生来说，在腹痛诊疗时，既往有无阑尾炎病史是非常重要的，但对于患者来说可能"不是什么大不了的事"。

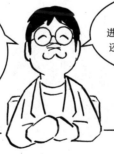

不，作为医学进步的结果，这点还是乐见其成的。

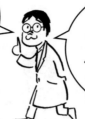

那么，在医学缓慢步入春天的同时，我们生物体也在不断进化。

在进化过程中，生物体不需要的部分会逐渐退化，退化后残存的器官被称为"痕迹器官"，对于人类来说阑尾就是其中的代表。

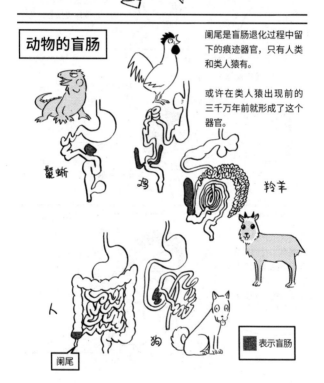

动物的盲肠

阑尾是盲肠退化过程中留下的痕迹器官，只有人类和类人猿有。

或许在类人猿出现前的三千万年前就形成了这个器官。

蜥蜴

鸡

羚羊

人

阑尾

狗

■ 表示盲肠

阑尾的作用 I

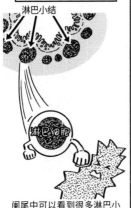

淋巴小结

淋巴细胞

阑尾中可以看到很多淋巴小结，有种说法说阑尾具有一定的免疫功能。

阑尾的作用 II

另外一种说法说，阑尾可以存储肠道内的益生菌。

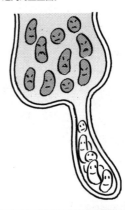

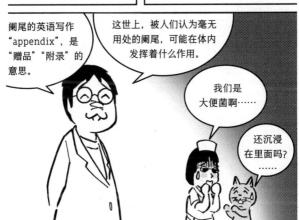

阑尾的英语写作"appendix"，是"赠品""附录"的意思。

这世上，被人们认为毫无用处的阑尾，可能在体内发挥着什么作用。

我们是大便菌啊……

还沉浸在里面吗？……

第三章

血

液

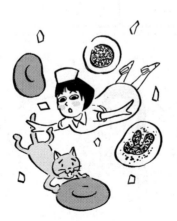

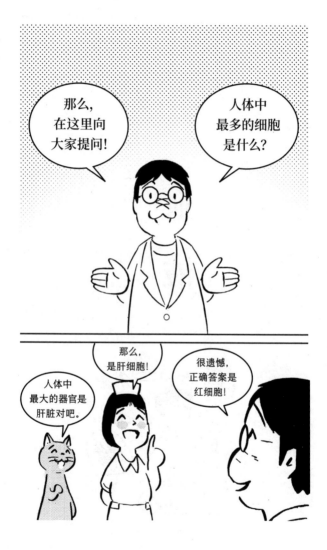

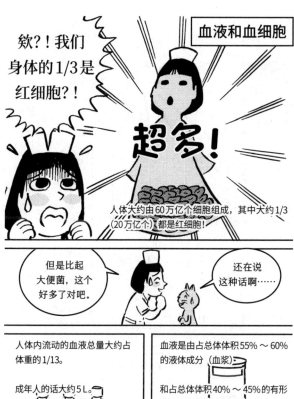

血液和血细胞

欸?！我们身体的1/3是红细胞?！

超多！

人体大约由60万亿个细胞组成，其中大约1/3（20万亿个）都是红细胞！

但是比起大便菌，这个好多了对吧。

还在说这种话啊……

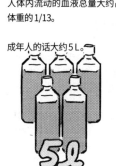

人体内流动的血液总量大约占体重的1/13。

成年人的话大约5L。

5L

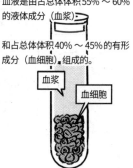

血液是由占总体积55% ～ 60%的液体成分（血浆）

和占总体积40% ～ 45%的有形成分（血细胞）组成的。

血浆

血细胞

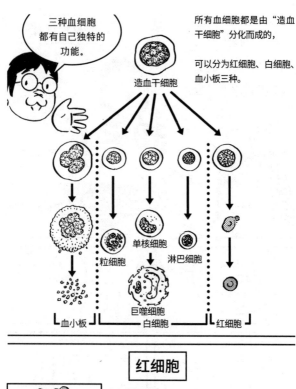

三种血细胞都有自己独特的功能。

所有血细胞都是由"造血干细胞"分化而成的，

可以分为红细胞、白细胞、血小板三种。

造血干细胞

粒细胞

单核细胞

淋巴细胞

巨噬细胞

血小板

白细胞

红细胞

红细胞

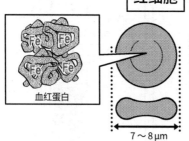

血红蛋白

7～8μm

红细胞的功能是运输对生命活动最重要的"氧"。

这项工作是由红细胞中的色素蛋白"血红蛋白"承担的。

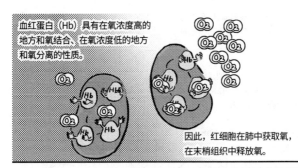

血红蛋白（Hb）具有在氧浓度高的地方和氧结合、在氧浓度低的地方和氧分离的性质。

因此，红细胞在肺中获取氧，在末梢组织中释放氧。

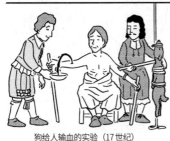

狗给人输血的实验（17世纪）

只有红细胞可以把氧运送到各个组织。

因此，为了拯救失血患者的生命，从很久以前就开始尝试输血。

输血可以说是人类最早进行的"器官移植"。

主要组织相容性复合体（MHC）

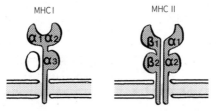

MHC I

MHC II

一般来说，决定器官移植相容性的是细胞表面一种叫"主要组织相容性复合体（MHC）"的蛋白质。

MHC相当于细胞身上携带的"身份证"，可以避免其被自身免疫细胞攻击。

同时，MHC在细胞被病毒感染或者发生癌变时，也可以促进免疫细胞对其攻击。

MHC还担任着向免疫细胞传递情报的工作。

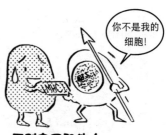

区别自己和他人

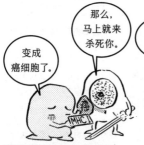

排除癌细胞和病原体

抗原提呈和免疫应答

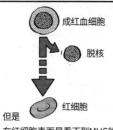

但是
在红细胞表面是看不到MHC的。

干细胞在分化成熟的过程中，抛弃了细胞核，MHC也丢失了。

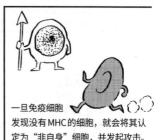

一旦免疫细胞发现没有MHC的细胞，就会将其认定为"非自身"细胞，并发起攻击。

但是，红细胞具备即使没有MHC也不会被免疫细胞攻击的特性。

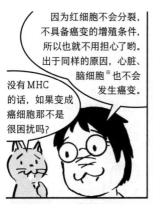

因为红细胞不会分裂，不具备癌变的增殖条件，所以也就不用担心了哟。出于同样的原因，心脏、脑细胞※也不会发生癌变。

没有MHC的话，如果变成癌细胞那不是很困扰吗？

顺便说一下，人与人之间MHC相同的概率是几万分之一到几千分之一。

也就是说，如果红细胞有MHC的话，像现在这样给大量出血患者输血是无法实现的事情。

※ 平时所说的脑肿瘤，其实是脑神经周围的细胞发生的病变。

那么，像这样根据红细胞来决定相容性的是什么呢？

血型！

答对啦！

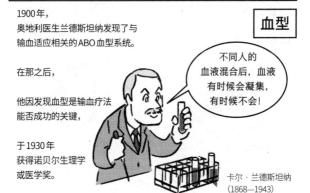

血型

1900年，奥地利医生兰德斯坦纳发现了与输血适应相关的ABO血型系统。

在那之后，

他因发现血型是输血疗法能否成功的关键，

于1930年获得诺贝尔生理学或医学奖。

不同人的血液混合后，血液有时候会凝集，有时候不会！

卡尔·兰德斯坦纳
（1868—1943）

第三章　血液　089

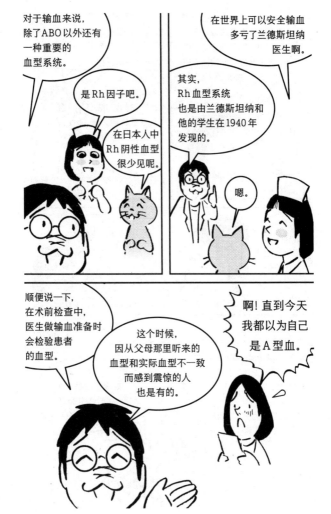

对于输血来说，除了ABO以外还有一种重要的血型系统。

是Rh因子吧。

在日本人中Rh阴性血型很少见呢。

在世界上可以安全输血多亏了兰德斯坦纳医生啊。

其实，Rh血型系统也是由兰德斯坦纳和他的学生在1940年发现的。

嗯。

顺便说一下，在术前检查中，医生做输血准备时会检验患者的血型。

这个时候，因从父母那里听来的血型和实际血型不一致而感到震惊的人也是有的。

啊！直到今天我都以为自己是A型血。

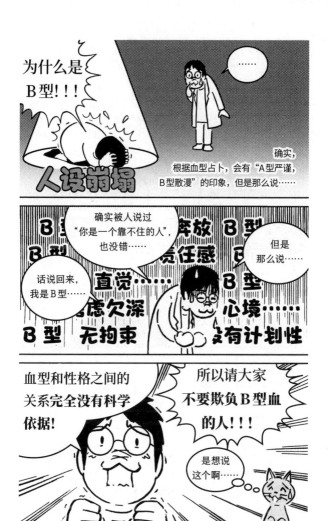

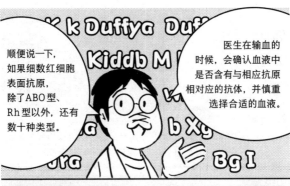

顺便说一下，如果细数红细胞表面抗原，除了ABO型、Rh型以外，还有数十种类型。

医生在输血的时候，会确认血液中是否含有与相应抗原相对应的抗体，并慎重选择合适的血液。

K k Duffya Duff Kiddb M b Xg G b Xg ra Bg I

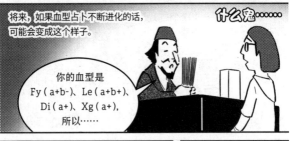

将来，如果血型占卜不断进化的话，可能会变成这个样子。

什么鬼……

你的血型是Fy（a+b-）、Le（a+b+）、Di（a+）、Xg（a+），所以……

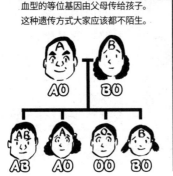

血型的等位基因由父母传给孩子。这种遗传方式大家应该都不陌生。

A0　B0

AB　A0　00　B0

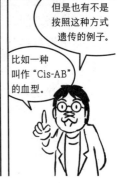

但是也有不是按照这种方式遗传的例子。

比如一种叫作"Cis-AB"的血型。

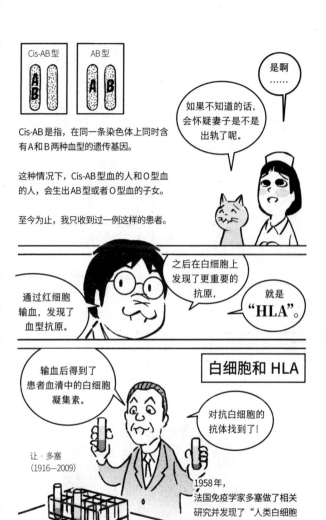

Cis-AB型　AB型

Cis-AB是指，在同一条染色体上同时含有A和B两种血型的遗传基因。

这种情况下，Cis-AB型血的人和O型血的人，会生出AB型或者O型血的子女。

至今为止，我只收到过一例这样的患者。

是啊……

如果不知道的话，会怀疑妻子是不是出轨了呢。

之后在白细胞上发现了更重要的抗原，

通过红细胞输血，发现了血型抗原。

就是"HLA"。

白细胞和 HLA

输血后得到了患者血清中的白细胞凝集素。

对抗白细胞的抗体找到了！

让·多塞
(1916—2009)

1958年，法国免疫学家多塞做了相关研究并发现了"人类白细胞抗原（HLA）"。

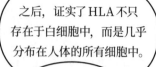

之后，证实了HLA不只存在于白细胞中，而是几乎分布在人体的所有细胞中。

多塞因此与他人同获1980年的诺贝尔生理学或医学奖。

实际上，HLA才是引起移植排异的"主要组织相容性复合体（MHC）"的原形!

欸!

HLA→MHC

白细胞的功能

白细胞负责身体防卫。

白细胞可分为淋巴细胞、单核细胞和粒细胞，各自有着独特的免疫功能。

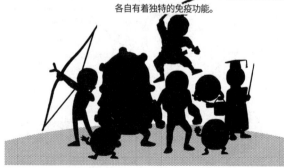

淋巴细胞

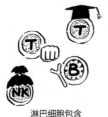

淋巴细胞包含
T细胞、B细胞、NK细胞和
NKT细胞（NK细胞的亚种）。

T细胞负责从免疫细胞处获取抗原信息并进行免疫调节，

协助激活其他淋巴细胞并产生抗体。

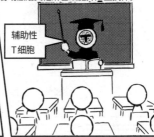

辅助性
T细胞

破坏癌细胞或被病毒感染的细胞。

细胞毒性T细胞

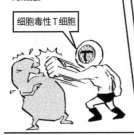

B细胞可以产生抗体，促进清除有害物质。

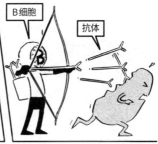

B细胞

抗体

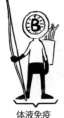

体液免疫　　细胞免疫

与抗原反应的T细胞和B细胞的一部分会作为记忆细胞保留在体内，一旦抗原进入体内，就会立即发生反应。

T细胞负责细胞免疫，B细胞则负责体液免疫。

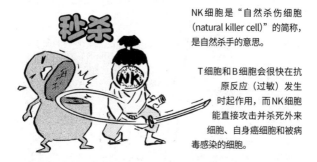

NK细胞是"自然杀伤细胞（natural killer cell）"的简称，是自然杀手的意思。

T细胞和B细胞会很快在抗原反应（过敏）发生时起作用，而NK细胞能直接攻击并杀死外来细胞、自身癌细胞和被病毒感染的细胞。

| 单核细胞 | 单核细胞从血管中释放出来，演变成巨噬细胞（Mφ），吞噬病原体和异物，并向淋巴细胞传达异物（抗原）的信息。 |

肝脏中的库普弗细胞就是巨噬细胞的一种。

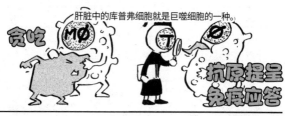

| 粒细胞 | 粒细胞分为中性粒细胞、嗜酸性粒细胞和嗜碱性粒细胞三种。 |

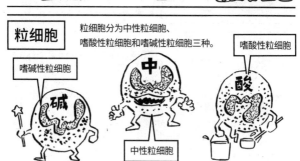

嗜碱性粒细胞

嗜酸性粒细胞

中性粒细胞

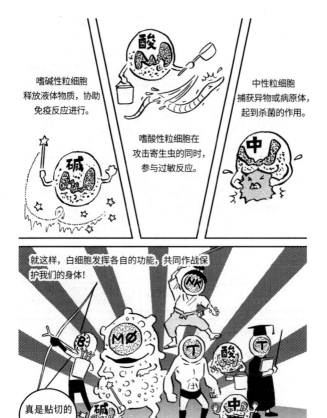

嗜碱性粒细胞释放液体物质，协助免疫反应进行。

中性粒细胞捕获异物或病原体，起到杀菌的作用。

嗜酸性粒细胞在攻击寄生虫的同时，参与过敏反应。

就这样，白细胞发挥各自的功能，共同作战保护我们的身体！

真是贴切的名字……

防卫战队

白色战队

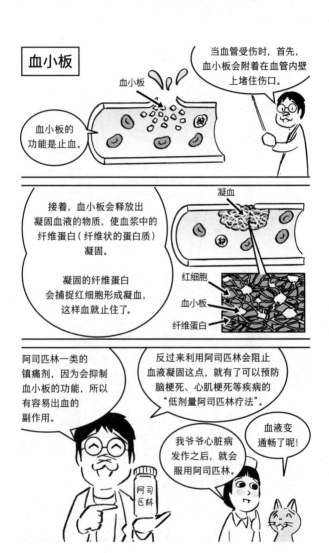

第四章

循环系统

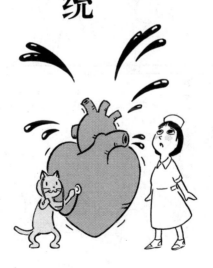

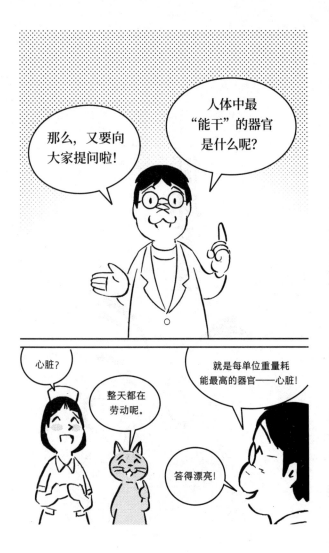

心脏每天大约收缩10万次，每分钟大约射出5L血液，一生中要持续不断地射出15万吨左右血液，真是顽强的生命之"泵"。

本章将以心脏为中心来讲解"脉管系统"①。

40～50 mL/次

5L/分

心脏每跳动一次射出40～50 mL血液，大约每13秒在体内循环一周。

是心血管系统和淋巴系统。

脉管是指血管吗？

脉管系统

是的，脉管系统包括负责血液循环的心血管系统和负责输送淋巴液的淋巴系统。

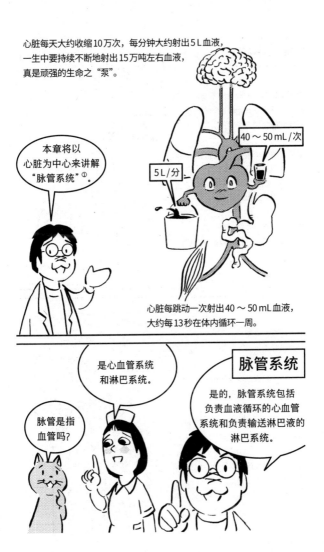

淋巴系统

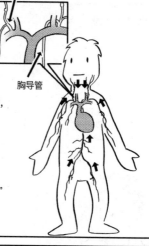

右淋巴导管

胸导管

淋巴系统与心血管系统不同，
是从外周组织开始经由淋巴管
最后到静脉单向通行的。

淋巴管收集周围组织渗出的组织液，
并在淋巴结汇合，
最终形成两条厚的淋巴管，
即胸导管和右淋巴导管。

它们分别通过左右"静脉角
（颈内静脉和锁骨下静脉的汇合处）"
注入静脉。

淋巴结遍布全身，
可以说像"关卡"一样。

淋巴结中有很多像淋巴细胞、
巨噬细胞这样的免疫细胞，
当有异物进入时，
淋巴液会输送这些免疫细胞过去，
与异物发生免疫反应。

发生感染时淋巴结会肿大，
这是免疫细胞和病原体
战斗的结果。

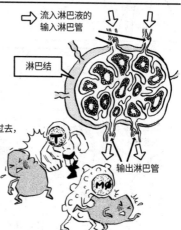

流入淋巴液的
输入淋巴管

淋巴结

输出淋巴管

心血管系统

血管是运送血液的管道。

人全身的血管加起来的长度有 100 000 km，可绕地球两圈。

除了 5% 肉眼可见的血管，其他都是肉眼看不到的毛细血管。

心血管系统由为周围组织输送氧的体循环（左心系统）和

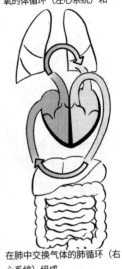

在肺中交换气体的肺循环（右心系统）组成。

全身的血液系统基本是按照"动脉—毛细血管—静脉"的顺序循环的。

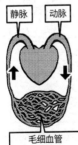

静脉　动脉

毛细血管
（肉眼不可见）

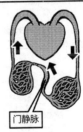

门静脉

但也有按照"毛细血管—粗血管—毛细血管"的顺序循环的部位。

毛细血管之间的粗血管被称为"门静脉"。

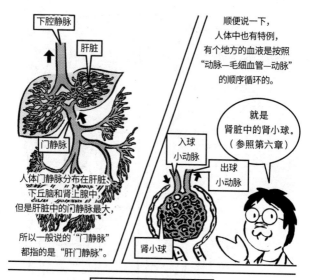

下腔静脉

肝脏

门静脉

人体门静脉分布在肝脏、下丘脑和肾上腺中，但是肝脏中的门静脉最大，所以一般说的"门静脉"都指的是"肝门静脉"。

顺便说一下，人体中也有特例，有个地方的血液是按照"动脉—毛细血管—动脉"的顺序循环的。

就是肾脏中的肾小球。（参照第六章）

入球小动脉

出球小动脉

肾小球

身体的除尘器 脾

脾的主要作用是回收废弃的血液。

脾的血管结构有点类似过滤器，含有大量吞噬细胞。

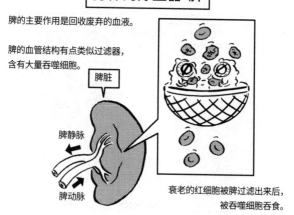

脾脏

脾静脉

脾动脉

衰老的红细胞被脾过滤出来后，被吞噬细胞吞食。

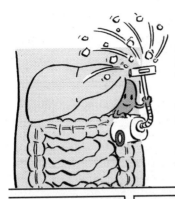

另外，脾中存在很多免疫细胞，全身四分之一的淋巴细胞都在脾中。

经过过滤器的过滤，血液中的细菌和异物都被清除了。

脾可以说是"身体的除尘器"。

进化的非对称性

生物在数十亿年的进化中，经历了从简单到复杂的形态变化。

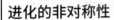

可以说，进化的历史就是复杂化的历史。

在这里插句话，

我年轻的时候曾在京都的一家病毒研究所工作。

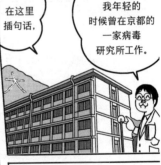

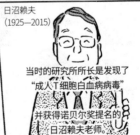

日沼赖夫
(1925—2015)

当时的研究所所长是发现了"成人T细胞白血病病毒"并获得诺贝尔奖提名的日沼赖夫老师。

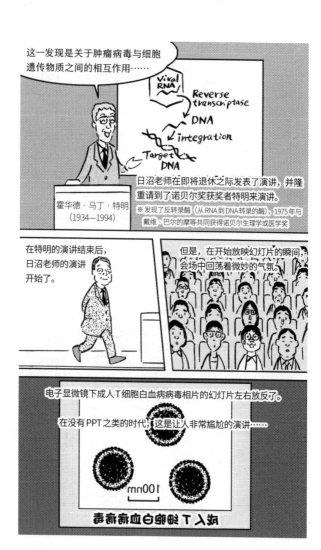

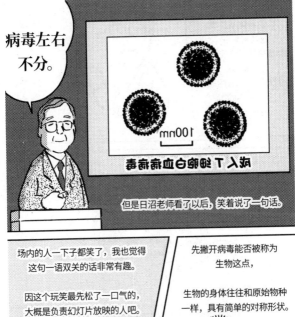

病毒左右不分。

但是日沼老师看了以后，笑着说了一句话。

场内的人一下子都笑了，我也觉得这句一语双关的话非常有趣。

因这个玩笑最先松了一口气的，大概是负责幻灯片放映的人吧。

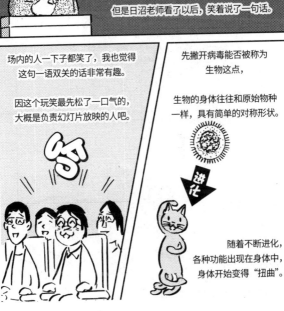

先撇开病毒能否被称为生物这点，

生物的身体往往和原始物种一样，具有简单的对称形状。

随着不断进化，各种功能出现在身体中，身体开始变得"扭曲"。

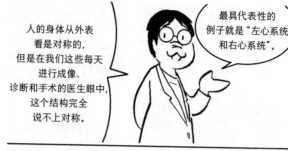

人的身体从外表看是对称的，但是在我们这些每天进行成像、诊断和手术的医生眼中，这个结构完全说不上对称。

最具代表性的例子就是"左心系统和右心系统"。

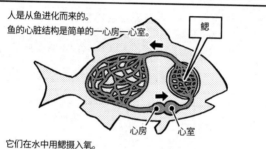

人是从鱼进化而来的。鱼的心脏结构是简单的一心房一心室。

鳃

心房　　心室

它们在水中用鳃摄入氧。

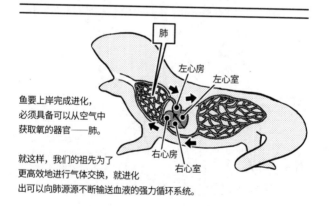

肺

左心房　　左心室

右心房　　右心室

鱼要上岸完成进化，必须具备可以从空气中获取氧的器官——肺。

就这样，我们的祖先为了更高效地进行气体交换，就进化出可以向肺源源不断输送血液的强力循环系统。

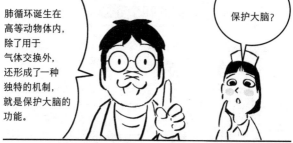

肺循环诞生在高等动物体内，除了用于气体交换外，还形成了一种独特的机制，就是保护大脑的功能。

保护大脑？

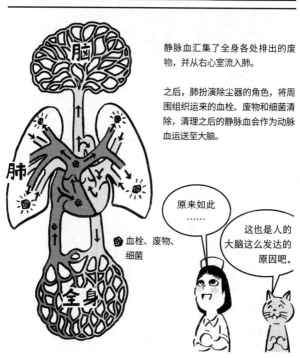

脑

肺

血栓、废物、细菌

全身

静脉血汇集了全身各处排出的废物，并从右心室流入肺。

之后，肺扮演除尘器的角色，将周围组织运来的血栓、废物和细菌清除，清理之后的静脉血会作为动脉血送至大脑。

原来如此……

这也是人的大脑这么发达的原因吧。

心脏的四个瓣膜

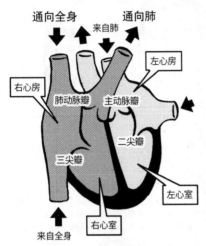

通向全身　**通向肺**

来自肺

右心房

肺动脉瓣　主动脉瓣

左心房

二尖瓣

三尖瓣

左心室

右心室

来自全身

如图所示，心脏有四个瓣膜。

从全身汇集到主静脉的静脉血从右心房经过三尖瓣（右房室瓣）进入右心室，再经过肺动脉瓣流入肺动脉。

在肺中完成气体交换后的血液由肺静脉流入左心房，再通过二尖瓣（左房室瓣）进入左心室，最后经由主动脉流至全身。

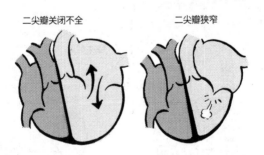

二尖瓣关闭不全　　　　　　　二尖瓣狭窄

"心脏瓣膜疾病"正是由于瓣膜狭窄或关闭不全引起的疾病，导致心脏无法正常输送血液。

心脏表面存在着供给心脏血液的动脉，
被称为"冠状动脉"。

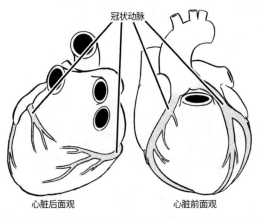

冠状动脉

心脏后面观   心脏前面观

当冠状动脉因为动脉硬化等原因变得狭窄的时候，就会患上"冠心病"。

当血管完全被堵塞、心肌坏死的时候就是"心肌梗死"。

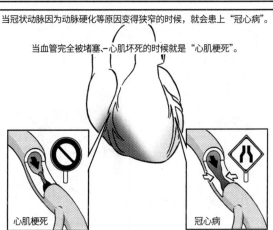

心肌梗死   冠心病

"心脏导管术"是诊断瓣膜疾病和冠心病所必需的技术。

心脏导管术是从周围血管插入细导管送至心脏，经导管注入造影剂等进行相关检查，或者使血管扩张后进行治疗的一种技术。

此外，这项技术还用于监护重症监护室中患者的循环动态。

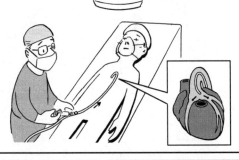

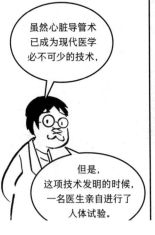

虽然心脏导管术已成为现代医学必不可少的技术，

但是，这项技术发明的时候，一名医生亲自进行了人体试验。

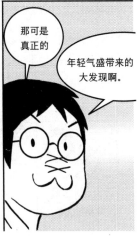

那可是真正的

年轻气盛带来的大发现啊。

年轻气盛的大发现

德国医生福斯曼完成了世界上第一例心脏导管术试验。

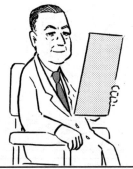

沃纳·福斯曼（1904—1979）

福斯曼自学生时代就对心脏导管有着强烈的兴趣。

他成为医生之后，就向上司提出要做人体试验。

心脏导管在马和猪身上已经取得了成功！在人身上应该也没问题！

那么危险的试验，谁愿意做受试者啊？

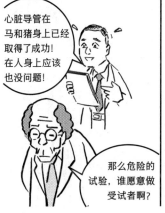

我啊！

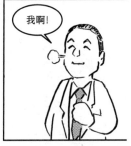

你还是放弃自杀的想法吧！

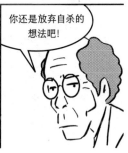

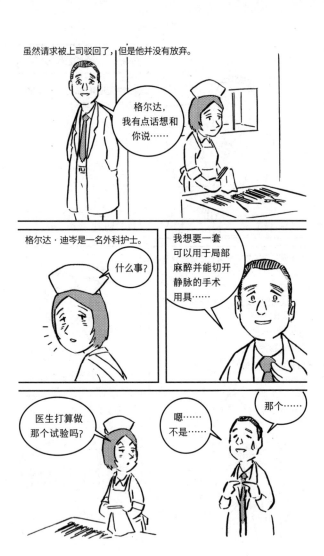

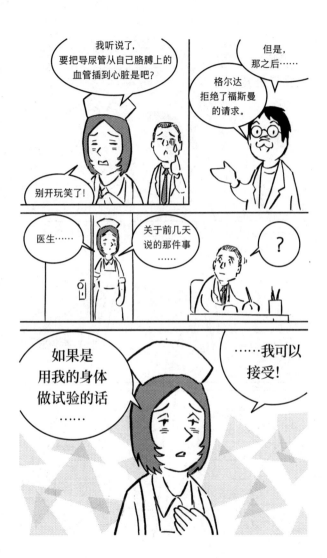

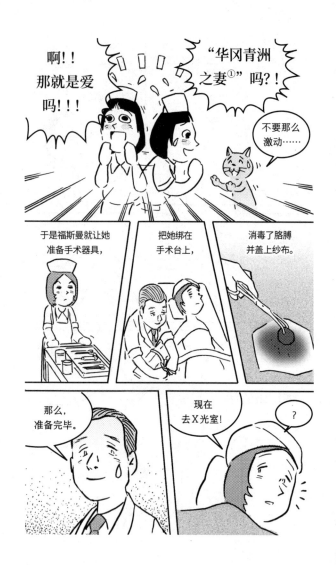

福斯曼趁格尔达没有注意的时候，给自己的胳膊消毒并做了局部麻醉，将导管从左胳膊的静脉插入。

医生你这是做什么?!

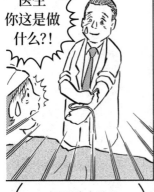

他进入X光室，拍摄了已经到达右心房的导管的X光片。

这件事发生在1929年的初夏。

但是不久之后，这项技术在临床应用上得到了一致好评。

到了1956年，因成功完成了世界上第一例心脏导管术，福斯曼获得了诺贝尔生理学或医学奖。

虽然他未经上司同意擅自做试验，遭到了院方的叱责并被开除。

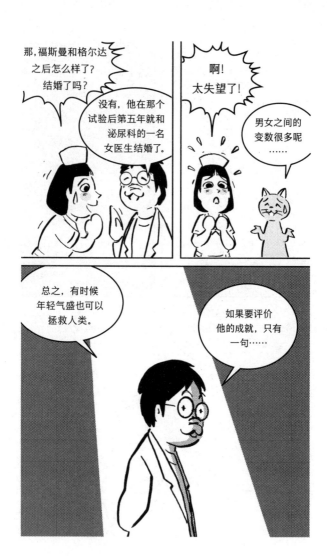

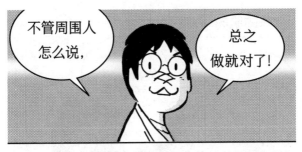

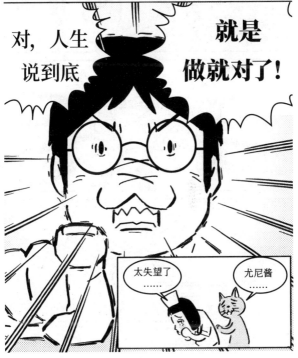

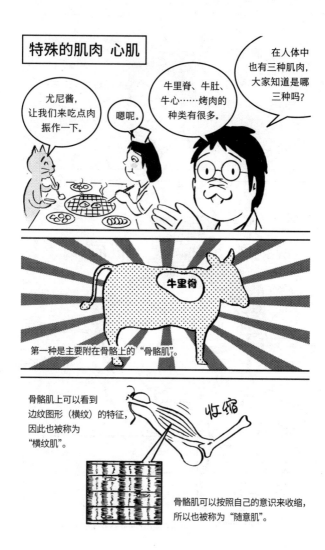

特殊的肌肉 心肌

尤尼酱，让我们来吃点肉振作一下。

嗯呢。

牛里脊、牛肚、牛心……烤肉的种类有很多。

在人体中也有三种肌肉，大家知道是哪三种吗？

牛里脊

第一种是主要附在骨骼上的"骨骼肌"。

骨骼肌上可以看到边纹图形（横纹）的特征，因此也被称为"横纹肌"。

收缩

骨骼肌可以按照自己的意识来收缩，所以也被称为"随意肌"。

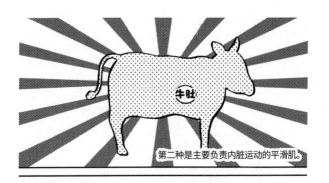

第二种是主要负责内脏运动的平滑肌。

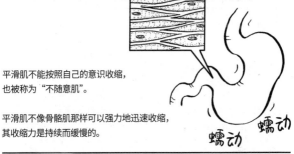

平滑肌不能按照自己的意识收缩，
也被称为"不随意肌"。

平滑肌不像骨骼肌那样可以强力地迅速收缩，
其收缩力是持续而缓慢的。

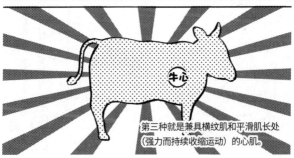

第三种就是兼具横纹肌和平滑肌长处
（强力而持续收缩运动）的心肌。

心肌细胞的各纤维分支相互连接构成心壁，
所有的心肌细胞同步收缩，
使心脏像泵一样
开始工作。

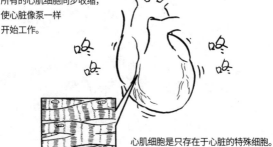

哆
哆

哆
哆

心肌细胞是只存在于心脏的特殊细胞。

心肌借贷

心脏具备让心肌持续跳动的
自我调节机制。

1915年，斯塔灵等人发现了
"斯塔灵心脏定律"。

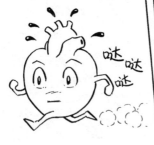

哒哒
哒

这是一个描述心肌
收缩力和其伸长长度
比例关系的定律。

就是说，当大量血液
积聚在心脏时，
心肌被拉长，收缩力增加，
就可以输出大量血液。

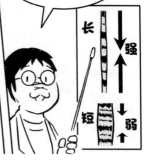

长 → 强
短 ↓ 弱

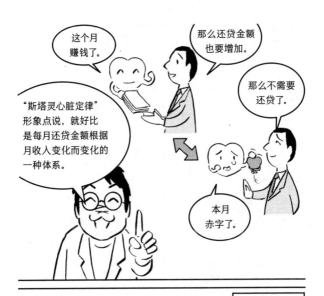

这个月赚钱了。

那么还贷金额也要增加。

"斯塔灵心脏定律"形象点说，就好比是每月还贷金额根据月收入变化而变化的一种体系。

那么不需要还贷了。

本月赤字了。

传导系统

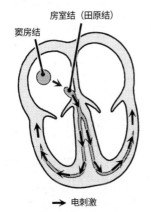

窦房结

房室结（田原结）

→ 电刺激

心脏跳动根据传导系统的反馈进行调节。

传导系统是一种通过特殊心肌纤维从心脏顶部的"窦房结"，也就是心脏的"起搏点（有规则传递电信号的部分）"开始传导并引起电兴奋的系统。

心房和心室之间也有房室结，并以其发现者田原淳（1873—1952）的名字命名为"田原结"。

刺激传导被阻断的状态称作"阻滞"，这种情况下，心脏可能无法正常工作。

监测到这点并向心脏传送适当电脉冲的医疗器械叫作"心脏起搏器"。

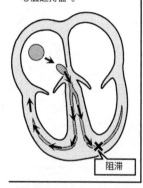

阻滞

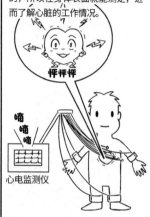

心电图

由于心脏跳动是通过电脉冲来刺激的，所以在身体表面就能测定，进而了解心脏的工作情况。

怦怦怦

嘀嘀嘀

心电监测仪

通过心电图诊断的疾病中，最具代表性的是心脏跳动频率不稳定引发的"心律不齐"。

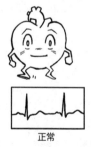

正常

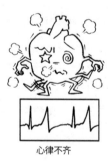

心律不齐

通过监测心房和心室电脉冲的异常，可以诊断出心动过缓（脉搏迟缓）、心动过速（脉搏过快）、期外收缩（脉搏紊乱）、心房颤动（心房颤抖脉搏紊乱）等症状。

还有一种是缺血性心脏病。

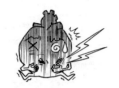

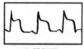

心肌梗死

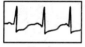

冠心病

像冠心病、心肌梗死这类可能导致心脏供血不足的疾病，在心电图中也会有明显的特征。

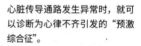

当心脏传导系统出现障碍，例如"心脏传导阻滞"等，

心脏传导通路发生异常时，就可以诊断为心律不齐引发的"预激综合征"。

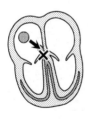

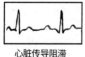

心脏传导阻滞

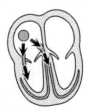

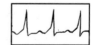

预激综合征

此外，血液中的钾、钙等元素过高或过低的时候，心电图也会发生变化，

所以从心电图中也可以解读出心脏病之外的全身性电解质平衡紊乱。

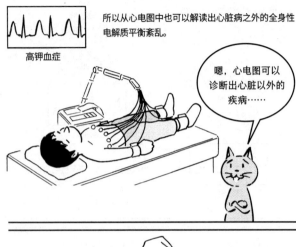

高钾血症

嗯，心电图可以诊断出心脏以外的疾病……

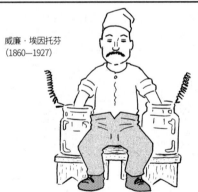

威廉·埃因托芬
（1860—1927）

因此，发现心电图原理的荷兰生理学家埃因托芬于1924年获得了诺贝尔生理学或医学奖。

心电图虽然能诊断出多种疾病，但实际作用也是非常有限的。

例如心律不齐、冠心病等疾病，其心电图的异常只有在发病时才能检测到。

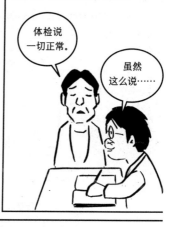

因此，即使患者每年体检均显示心电图正常，医生还是觉得不放心。

体检说一切正常。

虽然这么说……

为了进一步诊断，就有了通过运动刻意加大心脏负担来评估异常的检查（心电图运动试验），以及可以进行全天监测并记录是否出现心律不齐的检查（24小时动态心电图）。

最近，患者在发病时已经可以使用便携式心电监护仪来检查自己的心电图是否异常了。

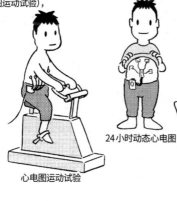

心电图运动试验

24小时动态心电图

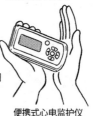

便携式心电监护仪

心脏停搏

临床上被称为"心脏停搏"的状态是通过心电图测定的，如图所示有两种模式。

A是心肌处于完全停止状态的"心室静止"，

B是心肌处于收缩紊乱颤抖状态的"心室颤动"。

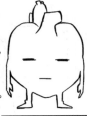

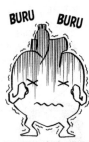

BURU   BURU

A心室静止

B 心室颤动

如果给心室颤动状态下的心脏一定的电刺激，心脏会暂时停止跳动，之后心肌细胞的运动会同步，心脏会再次开始有节律地跳动。

这就是在做心肺复苏时被称为"DC"或"除颤"的电击。

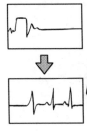

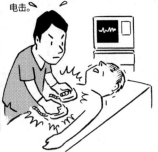

很多人都认为"电击会使心脏停止跳动"而反对这样做，但实际上，这只是一种**"让心脏暂时停止跳动"**的治疗。

举例来说，这好比电脑死机时的重启操作，这样理解起来就简单多了吧。

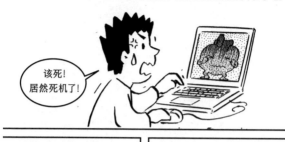

电影等场景中经常会有类似的情景，对心电图变成一根直线的人进行电击后，心电图恢复为了窦性心律（正常波形）……

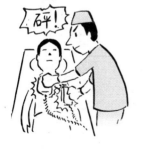

以防万一，实际生活中不会变成那样。

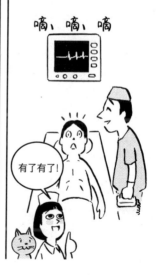

第五章
呼吸系统

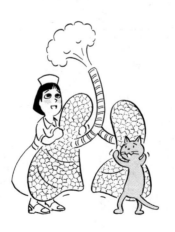

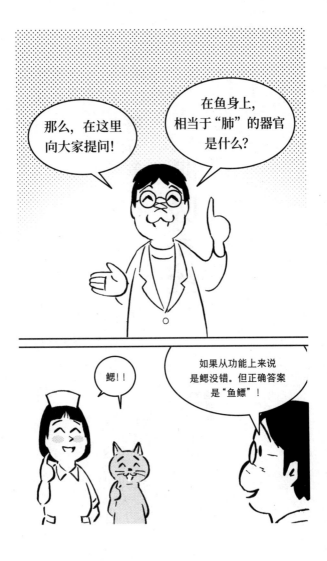

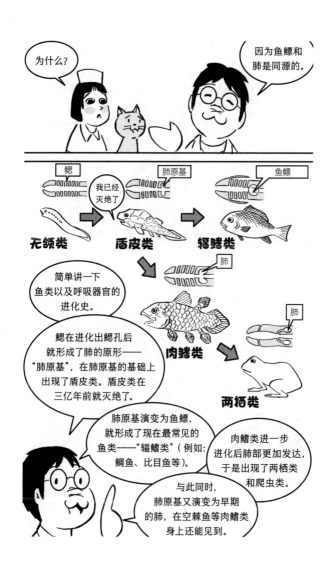

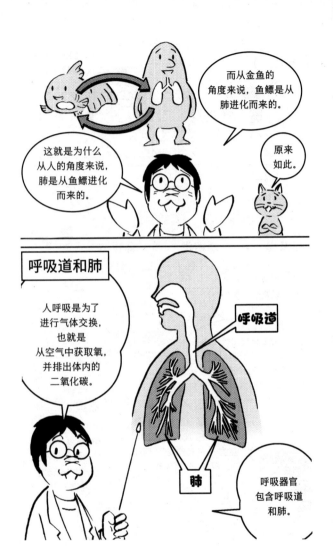

而从金鱼的角度来说，鱼鳔是从肺进化而来的。

这就是为什么从人的角度来说，肺是从鱼鳔进化而来的。

原来如此。

呼吸道和肺

人呼吸是为了进行气体交换，也就是从空气中获取氧，并排出体内的二氧化碳。

呼吸道

肺

呼吸器官包含呼吸道和肺。

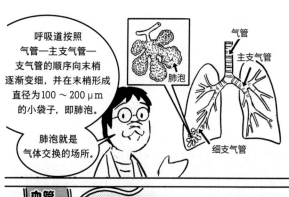

呼吸道按照气管—主支气管—支气管的顺序向末梢逐渐变细，并在末梢形成直径为100 ～ 200 μm的小袋子，即肺泡。

肺泡就是气体交换的场所。

气管

主支气管

肺泡

细支气管

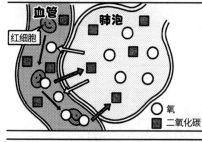

血管

肺泡

红细胞

氧

二氧化碳

肺泡中的空气和流过肺泡壁的血管通过薄膜接触，

氧在扩散作用下进入血液，并促使血液中的二氧化碳释放。

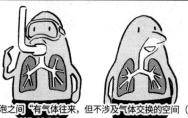

口腔到肺泡之间"有气体往来，但不涉及气体交换的空间（口腔、鼻腔、气管、主支气管）"被称为"死腔"。

如果死腔的空间增大，那么有效的气体交换就会减少。

在浮潜时，会觉得比平时呼吸困难，就是死腔空间增大造成的。

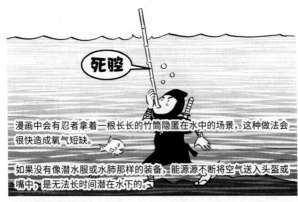

死腔

漫画中会有忍者拿着一根长长的竹筒隐匿在水中的场景，这种做法会很快造成氧气短缺。

如果没有像潜水服或水肺那样的装备，能源源不断将空气送入头盔或嘴中，是无法长时间潜在水下的。

肌肉使肺运动

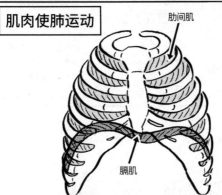

肋间肌

膈肌

呼吸器官、循环器官和消化器官有一个共同点：都具备"使流体流入内腔"的功能。但呼吸器官和其他两类器官也有本质的不同。

心脏可以自主收缩，消化道也可以通过蠕动来运送食物，但是肺却不能进行自主收缩和扩张。

包围胸腔的肋间肌和膈肌使肺收缩或膨胀。

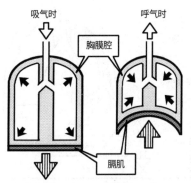

肺就像被容纳在一个叫"胸腔"的瓶子中的袋子。

这个袋子和瓶子之间的空间叫作"胸膜腔"。

膈肌下降时，会向这个空间施加负压力，从而使肺扩张。

吸气时　呼气时

胸膜腔

膈肌

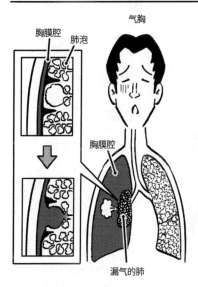

气胸

胸膜腔　肺泡

胸膜腔

漏气的肺

了解了胸腔内负压力会使肺扩张之后，就能很好地理解一种常见疾病——"气胸"。

气胸是由于肺组织破裂、肺中气体泄漏至胸膜腔中引起的疾病。

大多是肺泡的一部分形成像破损的袋子那样的病变，这个破掉的部分引起了疾病。

治疗气胸比较有效的方法是：将细管从肋间插入到胸腔，并连续施加负压力进行"胸腔引流"。

用这种方法一边防止肺部漏气，一边等待破损的地方愈合。

胸腔引流也是在肺、心脏、食管等开胸手术后防止肺部塌陷的治疗手段。

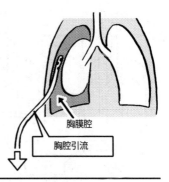

胸膜腔

胸腔引流

呼吸运动和气体交换

我们经常会听到"深呼吸做××"，这句话表达的是无意识的自然状态。

深呼吸是一种有助于自然呼吸的生理学现象，于1868年发现，被称为"肺牵张反射"。

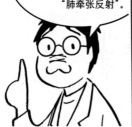

肺牵张反射是指肺扩张时，主支气管感受器兴奋，

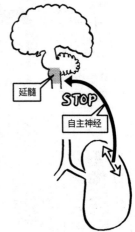

延髓

STOP

自主神经

神经冲动经自主神经传入位于延髓的呼吸中枢，从而抑制吸气的作用。

举例来说，这好比在已经确定预算的酒会上，预算超了，酒会自然而然结束。

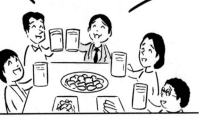

干杯！

结账时看到小票不会被吓一跳，

也不用焦急地翻钱包。

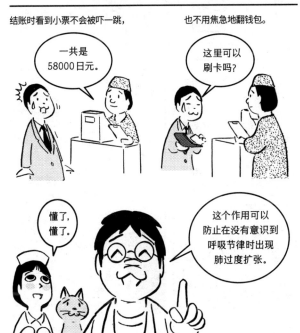

一共是58000日元。

这里可以刷卡吗？

懂了，懂了。

这个作用可以防止在没有意识到呼吸节律时出现肺过度扩张。

呼吸中枢可以感知血液中的氧、二氧化碳浓度以及血液的pH值，
并调节呼吸。

但是如果处于全身麻醉等状态，不能自主呼吸，
就必须由医生来控制呼吸了。

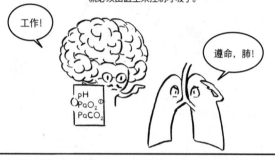

工作!

遵命，肺!

如果在人工换气期间患者血液中的氧气浓度下降，

医生首先会增加吸入的氧气浓度。

血液中的氧气浓度很大程度上取决于吸入的氧气浓度。

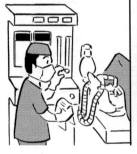

那么当二氧化碳浓度高的时候会怎么样呢？

呼吸次数会增加!

囤积的二氧化碳必须释放出来吧。

是的!
要增加换气量
（＝一次换气量×换气次数）。

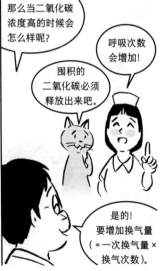

血液中二氧化碳的浓度受换气量的强烈影响。

当然，如果换气量太低的话，血液中氧的含量也会变低，

但是二氧化碳的扩散能力是氧的20倍。

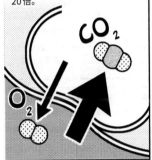

这也是为什么氧气积存过多不会造成麻烦，而二氧化碳排出过多则会有麻烦。

这就是"过度换气综合征"。

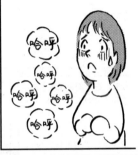

过度换气综合征常见于女性，是由于精神压力导致呼吸过速并引起昏迷的一种疾病。

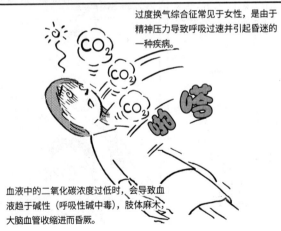

血液中的二氧化碳浓度过低时，会导致血液趋于碱性（呼吸性碱中毒），肢体麻木，大脑血管收缩进而昏厥。

早期的医学书中有防止
身体中二氧化碳流失过多，
"把纸袋放在嘴边
呼吸"的方法。

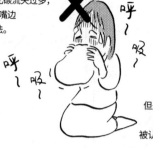

呼～吸～

呼～吸～

但是这种简易做法会引起
氧浓度过低，现在
被认为是不当的处置方法，
需要谨慎采用。

此外，在无器具潜水之前，
会为了在体内多存储一些
氧气做深呼吸，

但是深呼吸过度将导致二
氧化碳从体内排出，在水
中氧浓度变低，会感觉呼
吸困难。

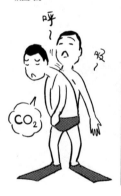

呼～

吸～

CO₂

结果，上浮的过程中氧浓度继续下降，
并且由于水压减小，氧分压也会进一
步降低。当接近水面时会出现意识丧
失的情况。

这就是"潜水黑视症"。

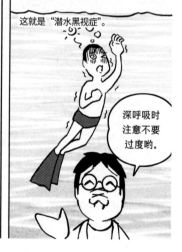

深呼吸时
注意不要
过度哟。

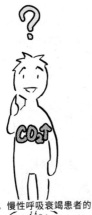

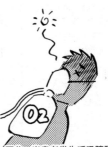

此外，慢性呼吸衰竭患者的身体由于适应了高碳酸血症，

其呼吸中枢只有在氧浓度低时才会做出反应。

因此，当患者发生呼吸障碍时，如果给氧浓度过高，就会进一步抑制呼吸，这点需要格外注意。

嗯，原来氧气也有有害的时候。

呼吸功能检测

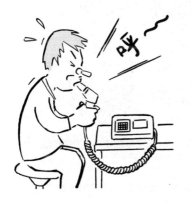

检测呼吸功能的检查中，最具代表性的是"肺量计检测"。

这是一种先尽力深吸气，再对准吹嘴尽力深呼气的检查。

肺量计检测得出的重要数值有两个。一个是"肺活量"，成年男性参考值大约在3～4 L，成年女性大约在2～3 L。

另一个是"一秒率"。一秒率是指用力深吸气后，彻底并快速呼气时一秒内呼气容积与肺活量的百分比，平均值是70%～80%。

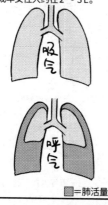

■=肺活量

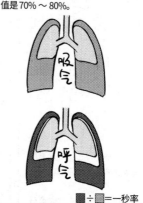

■÷■=一秒率

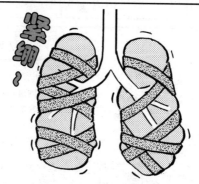

肺活量受年龄和身高影响，如果在平均值的80%以下就被称为"限制性肺疾病"。

造成肺活量减少的原因可能是"间质性肺炎"或者"肺纤维化"等。

一秒率在70%以下则被称为肺的"阻塞性障碍"。

这会使呼吸道的阻力增高，肺的弹性降低，呼吸不畅，多见于"支气管哮喘""慢性支气管炎"以及"肺气肿"等。

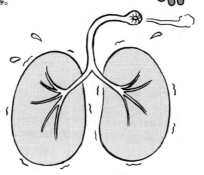

咻～

慢性支气管炎和肺气肿被统称为"慢性阻塞性肺病（COPD）"。

COPD会导致呼吸困难并且不可逆转，造成这种疾病的最大原因是吸烟，别名也叫"香烟病"。

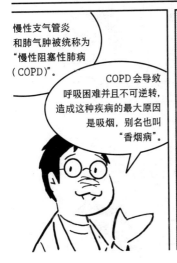

癌　胃溃疡

脑卒中

心肌梗死　糖尿病

顺便说一下，吸烟不仅会造成COPD，

从医学的角度来看，也是百害而无一利的恶习。

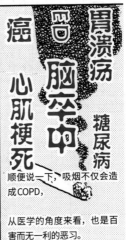

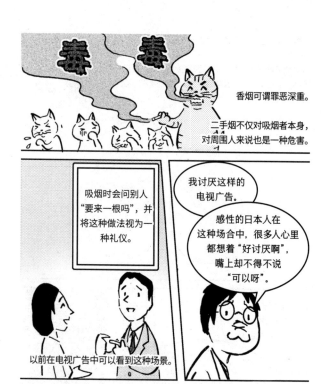

香烟可谓罪恶深重。

二手烟不仅对吸烟者本身，对周围人来说也是一种危害。

吸烟时会问别人"要来一根吗"，并将这种做法视为一种礼仪。

我讨厌这样的电视广告。

感性的日本人在这种场合中，很多人心里都想着"好讨厌啊"，嘴上却不得不说"可以呀"。

以前在电视广告中可以看到这种场景。

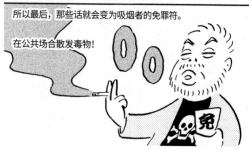

所以最后，那些话就会变为吸烟者的免罪符。

在公共场合散发毒物！

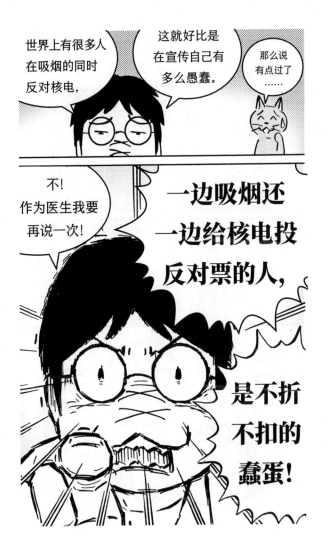

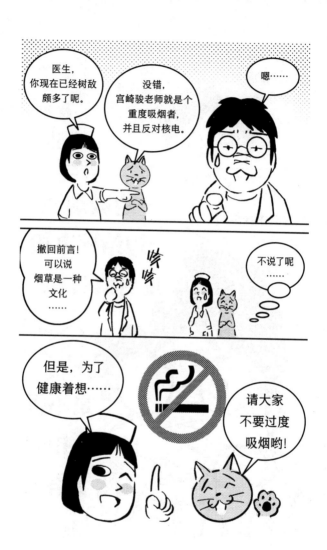

第六章

泌尿系统

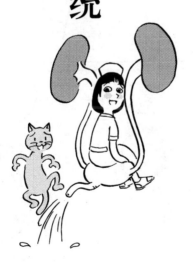

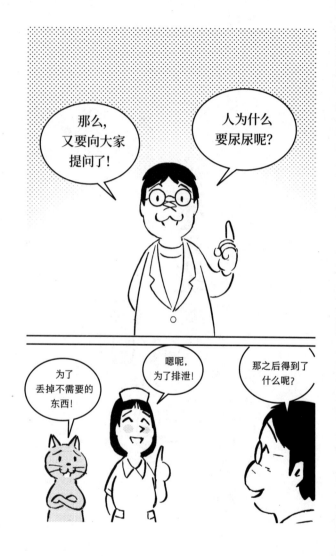

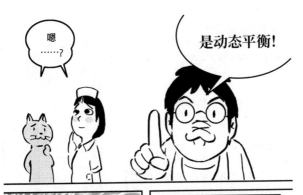

对于生命体来说，需要保持体内环境的稳定（维持动态平衡）。

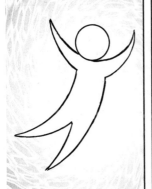

这章会介绍了为了维持动态平衡而存在的重要的泌尿系统。

泌尿系统的构成

泌尿系统包括肾脏、输尿管、膀胱和尿道。

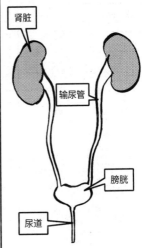

肾脏

输尿管

膀胱

尿道

肾脏和肾单位

尿是在肾脏中叫作"肾单位"的微小构造中形成的。

一个肾脏中大约存在着上百万个肾单位。

肾单位是由"肾小体",也就是被称为"肾小球"的毛细血管球和包裹着肾小球的肾小囊共同构成的袋状物,以及连接它们的肾小管和集合管组成。

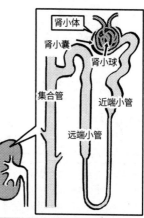

肾单位

尿的产生

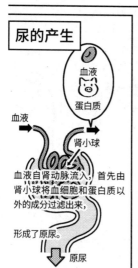

血液自肾动脉流入,首先由肾小球将血细胞和蛋白质以外的成分过滤出来,

形成了原尿。

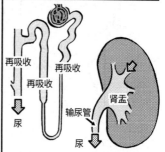

然后,肾小管和集合管在原尿经过时,会将人体所需要的物质再次吸收,形成的最终排泄物——尿会经过肾盂排出体外。

尿中除了尿素氮、尿酸等代谢废物之外,还含有一部分人体多余的物质。

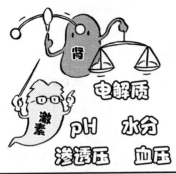

激素会调节导尿管中物质的再吸收作用，并保持血液中的电解质、pH值、体内水分、体液渗透压、血压等的动态平衡。

关于激素的作用在第七章中详细讲解。

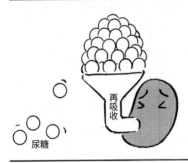

肾小管中99%的原尿会被再次吸收，血液中浓度过高而无法被再次吸收的物质会随尿液排出体外。

高血糖引起的糖尿病，就是尿中糖溢出的结果。

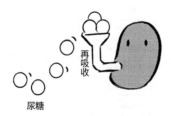

另外，当肾小管对氧的吸收能力下降时，尿中也会出现糖。

这也是妊娠期间出现尿糖的主要原因。

判定人体肾功能最直接的标志就是

血液中一种名为肌酸酐（creatinine，缩写为 Cr）的物质含量。

肌酸酐是肌肉消耗能量后的一种氨基酸代谢产物，经由肾脏排出。

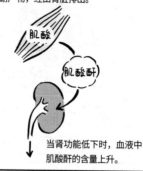

当肾功能低下时，血液中肌酸酐的含量上升。

eGFR

eGFR（肾小球滤过率估计值）
（男性）
$194 \times Cr^{-1.094} \times 年龄^{-0.287}$

（女性）
$194 \times Cr^{-1.094} \times 年龄^{-0.287} \times 0.739$

近几年，多用 eGFR（肾小球滤过率估计值）作为衡量肾功能的指标。

这是一种根据性别、年龄以及血液中肌酸酐的含量所计算出的数值。

如果手中有体检时测定的肌酸酐含量，大家可以自己尝试计算肾功能的情况。

序号	eGFR	描述
1	90 以上	功能正常
2	89 ～ 60	肾功能轻度损害
3	59 ～ 30	肾功能中度损害
4	29 ～ 15	肾功能重度损害
5	14 以下	肾衰竭

用机器来净化肾衰竭患者血液的方法被称为"透析疗法"。

为了治疗肾功能衰竭而移植他人肾脏的手术就是"肾移植"。

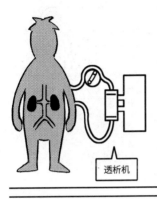

透析机

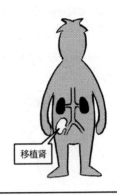

移植肾

肾移植是人体器官移植中最早开始研究的技术。

美国外科医生默里于20世纪50年代完成了手术。1954年，他为一对不会发生排斥反应的同卵双胞胎成功实施了肾移植手术。

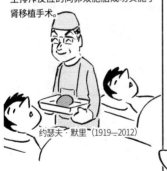

约瑟夫·默里（1919—2012）

这之后，默里从20世纪60年代起，又应用免疫抑制剂完成了多次肾移植手术。

随着免疫抑制剂的应用，手术的成功率不断上升。1990年，默里作为肾移植手术的开拓者获得了诺贝尔生理学或医学奖。

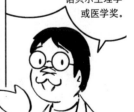

肾脏的内分泌作用

肾脏除了作为排泄器官，还承担了其他重要的工作。

肾脏具有调节血压和造血的"内分泌作用"。

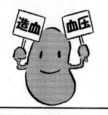

肾脏的血压调节

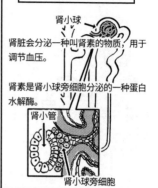

肾脏会分泌一种叫肾素的物质，用于调节血压。

肾素是肾小球旁细胞分泌的一种蛋白水解酶。

当肾脏感知到肾动脉中的血压降低，或远端小管内液体的钠、氯离子降低时便会分泌肾素。

肾素可以催化肝脏中的血管紧张素原水解为血管紧张素Ⅰ。

肺组织中的血管紧张素Ⅰ在血管紧张素转化酶（ACE）的作用下水解为血管紧张素Ⅱ。

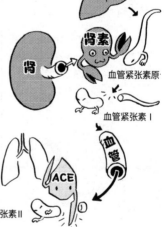

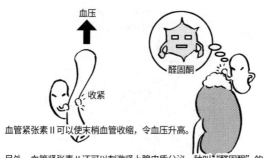

血管紧张素Ⅱ可以使末梢血管收缩，令血压升高。

另外，血管紧张素Ⅱ还可以刺激肾上腺皮质分泌一种叫"醛固酮"的激素。

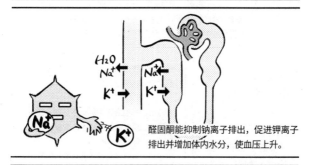

醛固酮能抑制钠离子排出，促进钾离子排出并增加体内水分，使血压上升。

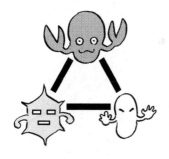

这样相连并共同作用的系统，被称为肾素-血管紧张素-醛固酮系统，承担着调节血压、体液量以及电解质的重要功能。

抑制这一系统的药物在临床上被广泛用于治疗高血压。

继发性高血压（由某种疾病造成的高血压）的
典型病因就是肾血管性高血压。

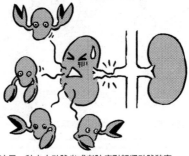

这是一种由大动脉炎或者肿瘤引起肾动脉狭窄，
促使肾脏中肾素分泌过多而导致血压升高的疾病。

肾脏的
造血调节

肾脏还有一个
重要的内分泌功能，
就是分泌造血因子——
"促红细胞生成素"。

促红细胞生成素（EPO）可以促使造血干
细胞分泌红细胞。

当肾脏感知到血液中的氧不足时，就会分
泌这种物质来增加红细胞的数量。

这也是大多数肾衰竭患者会贫血的原因。

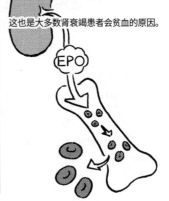

在肾中形成的尿液通过输尿管流向膀胱，最后经尿道排出体外。

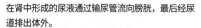

男女的尿道长度是有差异的，男性是 16 ～ 20 cm，女性则是 3 ～ 4 cm，女性相比男性短得多。

> 这也就是
> 女性比较容易
> 患膀胱炎的原因。

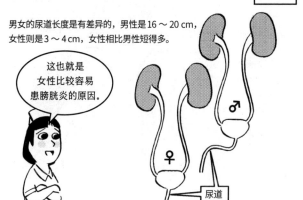

尿道

阴茎

男性的"阴茎"除了排泄功能外，还具有交媾的功能。
阴茎是由尿道和海绵体构成的。

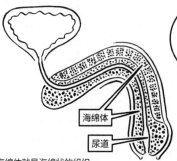

海绵体

尿道

> 话说回来，
> 被称为"神之伟业"的
> 海绵体的构造秘密，
> 大家都知道吗？

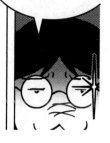

海绵体就是海绵状的组织，
当性兴奋时内部便会充血变硬。
这就是"勃起"。

海绵体

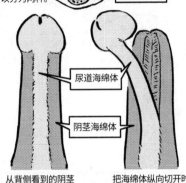

断面图

阴茎海绵体

尿道海绵体

构成阴茎的海绵体大致可以分为两种。

一种是在阴茎背侧
分为左右两支的
"阴茎海绵体"，
另一种是从阴茎根部
一直连接到阴茎头的
"尿道海绵体"。

尿道海绵体

阴茎海绵体

从背侧看到的阴茎

把海绵体纵向切开时

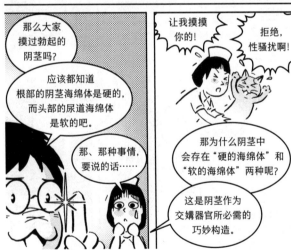

那么大家
摸过勃起的
阴茎吗？

应该都知道
根部的阴茎海绵体是硬的，
而头部的尿道海绵体
是软的吧。

那、那种事情，
要说的话……

让我摸摸
你的！

拒绝，
性骚扰啊！

那为什么阴茎中
会存在"硬的海绵体"和
"软的海绵体"两种呢？

这是阴茎作为
交媾器官所必需的
巧妙构造。

尿道海绵体变软的原因，
一个是为了让精液容易通过，

另一个则是为了防止女性受伤。

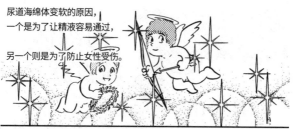

根部的海绵体变硬是为了支撑，而头部的海绵体
较软则是为了保护女性不受伤害。

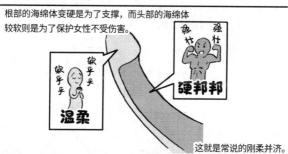

这就是常说的刚柔并济。

男人如果不强壮就活不下去，不温柔就
没有活着的资格。

这是硬汉小说①中经常出现的台词。

所以……

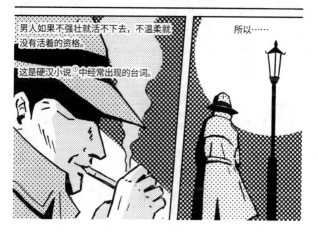

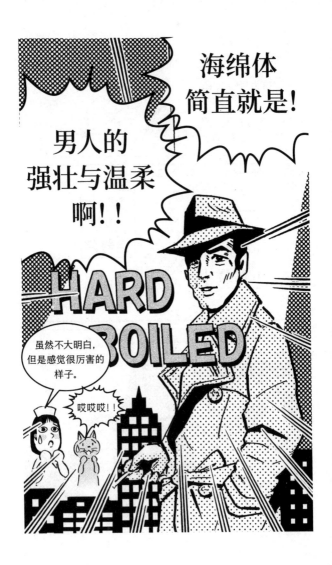

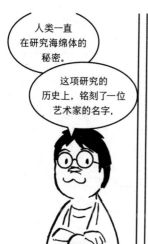

人类一直在研究海绵体的秘密。

这项研究的历史上，铭刻了一位艺术家的名字，

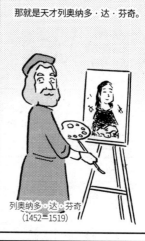

那就是天才列奥纳多·达·芬奇。

列奥纳多·达·芬奇
(1452—1519)

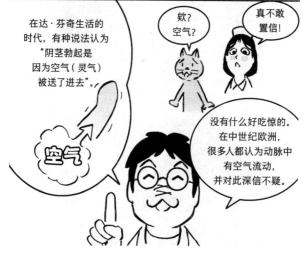

在达·芬奇生活的时代，有种说法认为"阴茎勃起是因为空气（灵气）被送了进去"。

空气

欸？空气？

真不敢置信！

没有什么好吃惊的。在中世纪欧洲，很多人都认为动脉中有空气流动，并对此深信不疑。

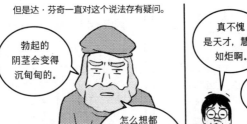

但是达·芬奇一直对这个说法存有疑问。

勃起的阴茎会变得沉甸甸的。

怎么想都不会是流入空气的缘故。

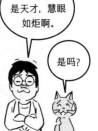

真不愧是天才，慧眼如炬啊。

是吗？

捏

当时正值文艺复兴，
是知识和艺术的新风吹起的时代。

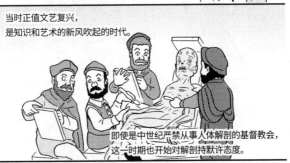

即使是中世纪严禁从事人体解剖的基督教会，
这一时期也开始对解剖持默许态度。

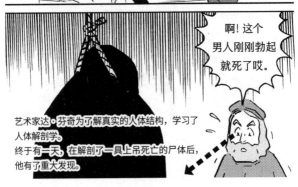

啊！这个男人刚刚勃起就死了哎。

艺术家达·芬奇为了解真实的人体结构，学习了
人体解剖学。
终于有一天，在解剖了一具上吊死亡的尸体后，
他有了重大发现。

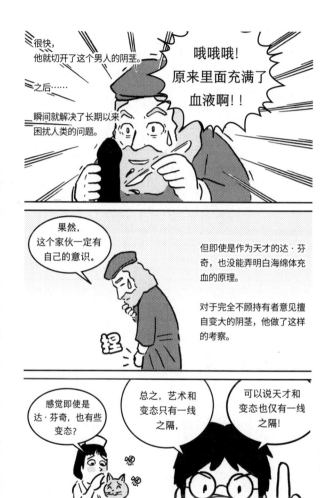

第七章

内分泌系统

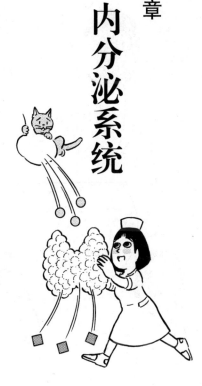

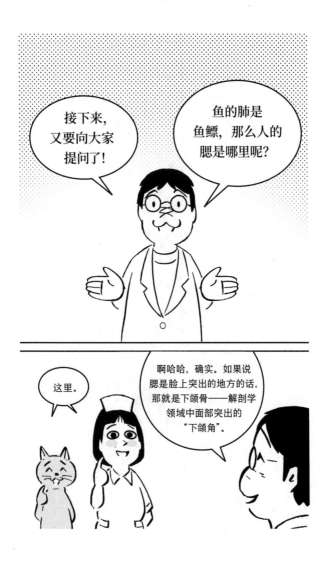

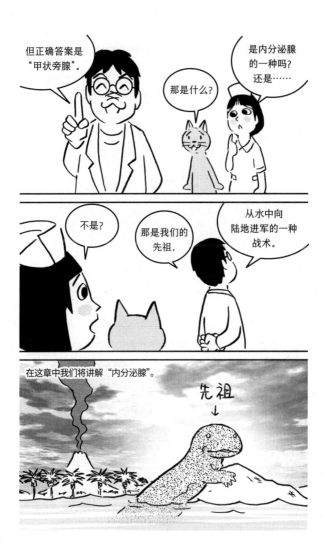

内分泌腺

[内分泌腺概观]

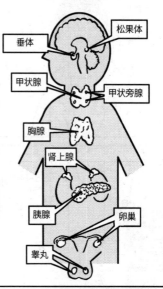

人体内有50多种激素。
内分泌系统就是分泌激素的器官和组织。

图中所展示的是人体中主要的内分泌腺。

另外，肾脏、肝脏、脾脏、消化道等也都具有分泌激素的功能。

垂体

内分泌腺中分泌激素种类最多的腺体就是垂体。

垂体在间脑的下丘脑受到刺激时会分泌出各种激素。

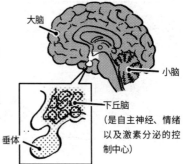

垂体激素

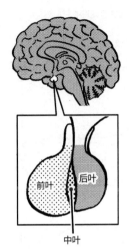

垂体位于大脑底部，由前叶、后叶，以及两者缝隙中的中叶构成。

前叶主要分泌促卵泡激素（FSH）、促黄体生成激素（LH）、促甲状腺激素（TSH）、催乳素（PRL）、生长激素（GH）、促肾上腺皮质激素（ACTH）。

后叶则主要分泌抗利尿激素（ADH）和催产素。

中叶主要分泌促黑素细胞激素（MSH），这种激素对于临床医学来说意义不大。

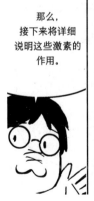

那么，接下来将详细说明这些激素的作用。

FSH 和 LH

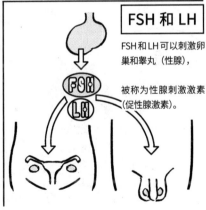

FSH和LH可以刺激卵巢和睾丸（性腺），

被称为性腺刺激激素（促性腺激素）。

促性腺激素可以刺激女性的卵巢分泌性激素并促进排卵，

而对男性则可以刺激睾丸分泌雄激素并促进精子生成。

卵巢分泌的性激素——雌激素（卵泡激素），就是所谓的女性激素。

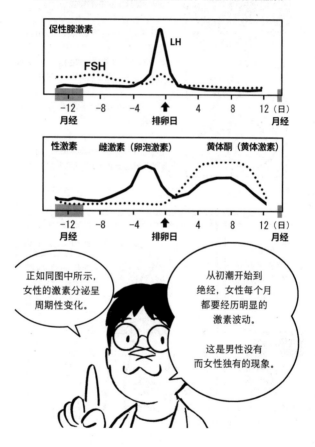

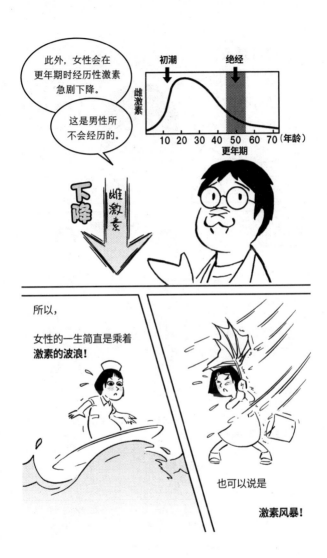

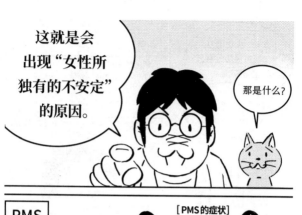

这就是会出现"女性所独有的不安定"的原因。

那是什么？

PMS

[PMS的症状]

举例来说就是"PMS"。

女性在排卵后、
月经开始之前，
会对性激素变化产生反应，
通常表现为身体和情绪的
状态不佳。

这就是PMS
(经前期综合征)。

PMS会在女性月经前的
3～10日开始，
到月经来时消失。

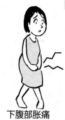

下腹部胀痛

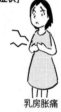

乳房胀痛

头痛、头晕眼花

肌肤粗糙、浮肿、有倦怠感

情绪焦躁、抑郁、不安

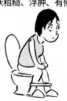

腹泻、便秘

围绝经期综合征

围绝经期综合征症状

头痛、肩周炎、
皮肤发麻的异常感

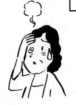

上火、心悸、
头晕眼花

倦怠感

失眠、不安、
情绪焦躁、抑郁

还有一个就是"围绝经期综合征"。

五十岁左右女性的促性腺激素会急剧下降。

如果不能适应激素的变化，身心出现各种症状，就是围绝经期综合征。

女性一生中都在与激素战斗。但是就像《凌乱之美》①中所说的那样，

男性所不具备的女性极致的性感与温柔之美，可能就是来源于女性一出生就独有的不安定。

说不上来……

看，美吗？

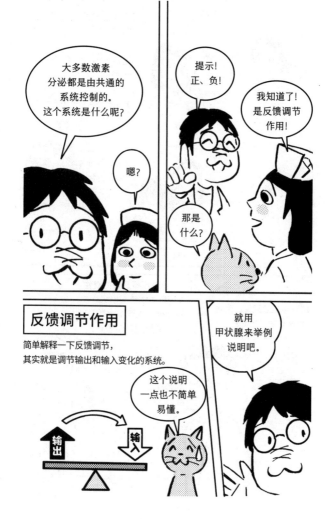

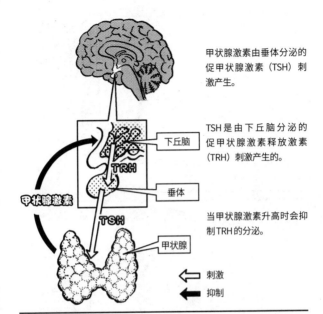

甲状腺激素由垂体分泌的促甲状腺激素（TSH）刺激产生。

TSH 是由下丘脑分泌的促甲状腺激素释放激素（TRH）刺激产生的。

当甲状腺激素升高时会抑制TRH的分泌。

⇦ 刺激

⬅ 抑制

像这样，
下级激素抑制上级激素的作用就被称为"反馈"，

是生物控制的基础。

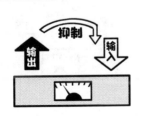

但是人体中有一个例外。

就是促性腺激素和雌激素。

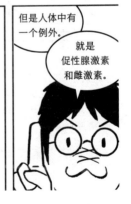

卵巢分泌的雌激素较少时，会减弱对下丘脑的抑制，促使垂体分泌FSH。

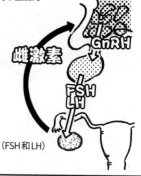

在FSH的作用下，
卵巢中的卵子和卵泡开始发育，
并由卵泡分泌雌激素。

一般情况下，雌激素与促性腺激素（FSH和LH）是负反馈抑制关系。

但是当卵泡细胞分泌的雌激素增多时，反而会刺激促性腺激素释放激素（GnRH）的分泌，

结果，在浓度上升的LH的刺激下，卵泡排出卵子（排卵）。

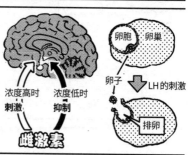

也就是说，
在排卵时，由促性腺激素刺激分泌的雌激素会刺激促性腺激素的分泌。

这就是被称为"正反馈"的特殊调控机制。

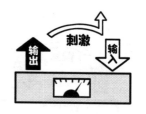

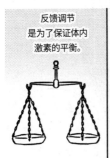

反馈调节是为了保证体内激素的平衡。

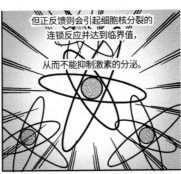

但正反馈则会引起细胞核分裂的连锁反应并达到临界值，从而不能抑制激素的分泌。

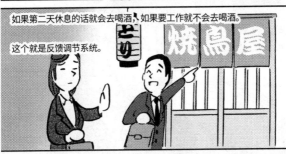

如果第二天休息的话就会去喝酒，如果要工作就不会去喝酒。

这个就是反馈调节系统。

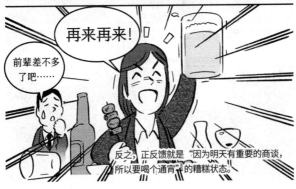

再来再来！

前辈差不多了吧……

反之，正反馈就是"因为明天有重要的商谈，所以要喝个通宵"的糟糕状态。

大多数情况下，这样的商谈都会失败。但是在酒后的亢奋状态下发表演说，震慑住对方从而谈判成功的例子也是有的。

这种超常现象，女性体内每月都会自然发生一次，那就是让我们出生的生殖现象的根源。

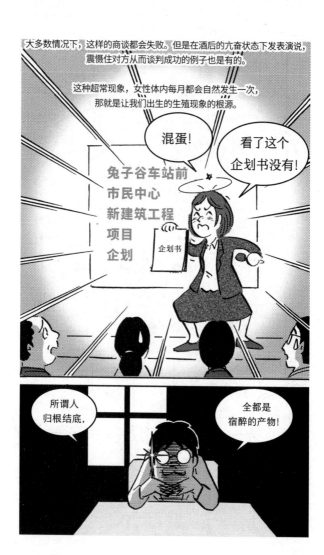

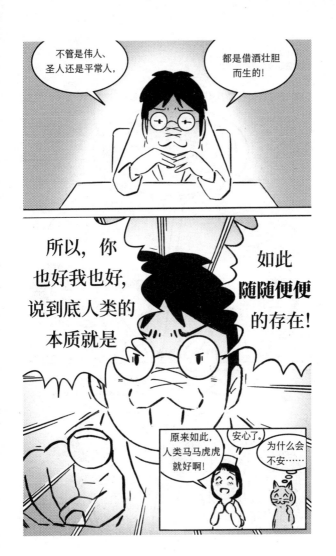

言归正传……
大家都很喜欢吃咖喱吧。

像这样摆放在旁边，具有强烈存在感的配菜是什么呢？

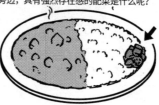

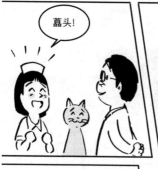

蕗头！

……

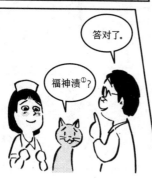

答对了。

福神渍①?

那为了维持恒常性，附在肾脏上并调节生命体征的内分泌腺叫什么？

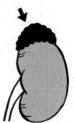

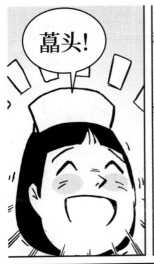

蕗头！

……说起"福神渍"和"肾上腺"是为了推进话题……但是出于常识，蕗头不会分泌激素，而且怎么想也没办法切入并展开话题……无视这个肾上腺切入的话题吧……嗯……

肾上腺是附在肾脏上方的内分泌腺体。

肾上腺分为浅层的皮质和深层的髓质两部分，皮质主要分泌醛固酮、皮质醇和雄激素，

髓质主要分泌肾上腺素、去甲肾上腺素。

肾上腺

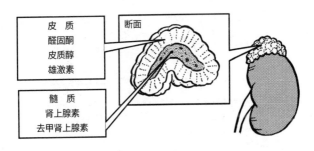

| 皮 质 |
| 醛固酮 |
| 皮质醇 |
| 雄激素 |

断面

| 髓 质 |
| 肾上腺素 |
| 去甲肾上腺素 |

肾上腺皮质

肾上腺皮质受到垂体前叶分泌的促肾上腺皮质激素（ACTH）的刺激。

ACTH

肾上腺皮质分泌的皮质醇，可以调节营养物质代谢，使血压和血糖升高，并能抑制免疫反应。

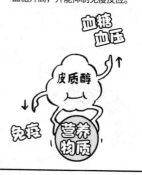

血糖血压

皮质醇

免疫　营养物质

[库欣综合征的症状]

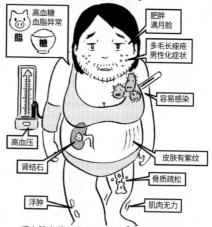

高血糖血脂异常
脂　糖

肥胖满月脸

多毛长痤疮男性化症状

容易感染

高血压

肾结石

皮肤有紫纹

骨质疏松

浮肿

肌肉无力

肾上腺皮质功能亢进被称为"库欣综合征"，由于皮质醇和雄激素过剩，会表现出各种症状。通常所说的类固醇药物的副作用，也会产生同样的症状。

类固醇的化学结构

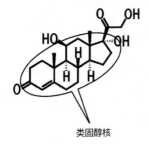

类固醇核

一般情况下所说的"类固醇"被当做肾上腺皮质激素特别是皮质醇使用。

原来，类固醇和具有类似化学结构的激素，都可以说是肾上腺皮质激素。

此外，肾上腺皮质分泌的类固醇不只有皮质醇，还有一种是醛固酮。

醛固酮是参与"肾素-血管紧张素-醛固酮"系统，调节电解质和体液，并使血压升高的激素。

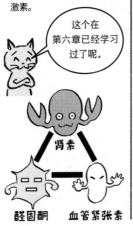

这个在第六章已经学习过了呢。

肾素

醛固酮　　血管紧张素

肾上腺髓质

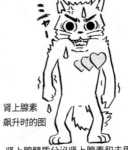

肾上腺素飙升时的图

肾上腺髓质分泌肾上腺素和去甲肾上腺素。

它们可以使交感神经处于兴奋状态，会引发心跳增快、血压上升、瞳孔放大以及血糖升高等症状。

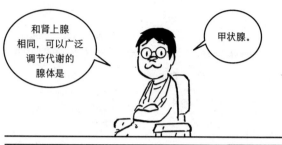

和肾上腺相同，可以广泛调节代谢的腺体是

甲状腺。

甲状腺

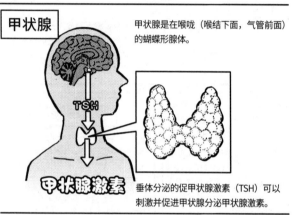

甲状腺是在喉咙（喉结下面，气管前面）的蝴蝶形腺体。

TSH

甲状腺激素

垂体分泌的促甲状腺激素（TSH）可以刺激并促进甲状腺分泌甲状腺激素。

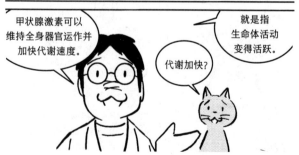

甲状腺激素可以维持全身器官运作并加快代谢速度。

就是指生命体活动变得活跃。

代谢加快？

[巴塞杜氏病的症状] 甲状腺激素分泌过剩导致的甲状腺功能亢进症（巴塞杜氏病）常见于年轻女性。

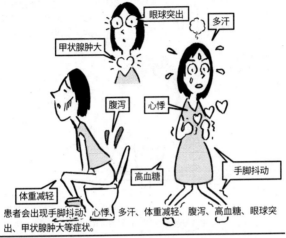

患者会出现手脚抖动、心悸、多汗、体重减轻、腹泻、高血糖、眼球突出、甲状腺肿大等症状。

[甲状腺功能减退的症状] 甲状腺功能减退会出现全身倦怠、脱发、出汗减少、体重增加、浮肿、便秘、寒战等症状。

表现出的症状和巴塞杜氏病相反。

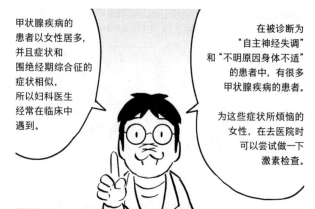

甲状腺疾病的患者以女性居多，并且症状和围绝经期综合征的症状相似，所以妇科医生经常在临床中遇到。

在被诊断为"自主神经失调"和"不明原因身体不适"的患者中，有很多甲状腺疾病的患者。

为这些症状所烦恼的女性，在去医院时可以尝试做一下激素检查。

此外，

甲状腺并不只分泌甲状腺激素。

滤泡（分泌甲状腺激素的部分）之外的"滤泡旁细胞"会分泌降钙素。

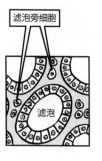

降钙素是使血液中钙浓度下降的激素，可以促进尿钙从肾脏排出，增加钙盐沉着。

这个是后面会讲到的甲状旁腺和反馈作用。

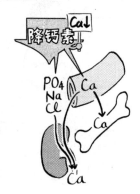

说起来，甲状腺在人体代谢中的重要作用到19世纪末都不为人知。

瑞士的外科医生科赫尔为甲状腺的研究做出了重要贡献。

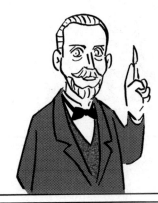

埃米尔·特奥多尔·科赫尔
(1841—1917)

以他的名字命名的手术器具"科赫尔钳"，很多医生都耳熟能详。

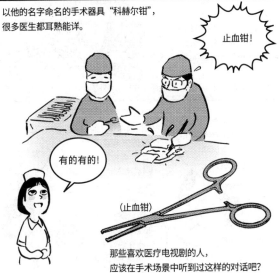

止血钳！

有的有的！

（止血钳）

那些喜欢医疗电视剧的人，应该在手术场景中听到过这样的对话吧？

科赫尔是一名手术技艺精湛的医生。

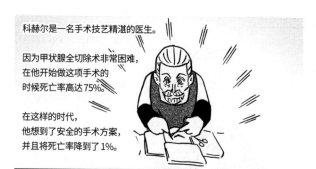

因为甲状腺全切除术非常困难，在他开始做这项手术的时候死亡率高达75%。

在这样的时代，他想到了安全的手术方案，并且将死亡率降到了1%。

但是，科赫尔的手术却在术后出现了其他问题。

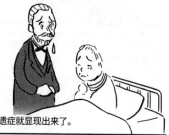

很多患者都忍受着甲状腺功能低下症的痛苦。

当时还不清楚甲状腺的作用，就对甲状腺肿瘤的患者实施了甲状腺切除手术。

他过分追求"完美手术"的后遗症就显现出来了。

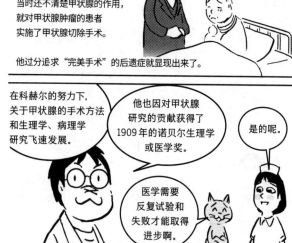

在科赫尔的努力下，关于甲状腺的手术方法和生理学、病理学研究飞速发展。

他也因对甲状腺研究的贡献获得了1909年的诺贝尔生理学或医学奖。

是的呢。

医学需要反复试验和失败才能取得进步啊。

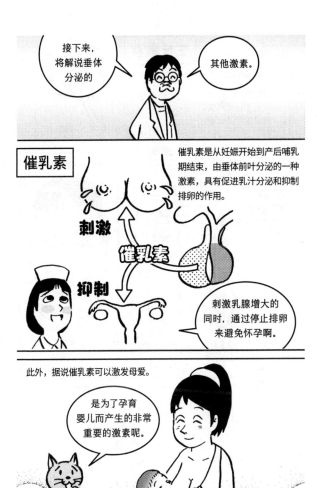

接下来，将解说垂体分泌的

其他激素。

催乳素

催乳素是从妊娠开始到产后哺乳期结束，由垂体前叶分泌的一种激素，具有促进乳汁分泌和抑制排卵的作用。

刺激

催乳素

抑制

刺激乳腺增大的同时，通过停止排卵来避免怀孕啊。

此外，据说催乳素可以激发母爱。

是为了孕育婴儿而产生的非常重要的激素呢。

生长激素

生长激素是由垂体前叶分泌的，
可以促进身体成长。
如果儿童时期生长激素分泌不足，
可导致"垂体性侏儒症"；

相对，
如果分泌过剩会引起"巨人症"。

如果成人时期
生长激素分泌过剩，
则会引起"肢端肥大症"。

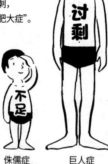

生长激素

不足

侏儒症

过剩

巨人症

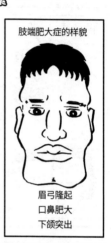

肢端肥大症的样貌

眉弓隆起
口鼻肥大
下颌突出

垂体后叶

垂体后叶分泌抗利尿激素
（加压素）和催产素。

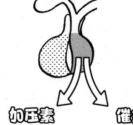

加压素   催产素

抗利尿激素

抗利尿激素

抗利尿激素是能抑制肾脏排水的一种激素。

同时，也可以收缩外周血管使血压上升。

当下丘脑感知到体液减少、渗透压升高，就会分泌抗利尿激素。这种激素可促进远端小管和集合管的水分再吸收，来增加体液、调整渗透压。

水分再吸收

水分再吸收

收缩

这种激素分泌不足时就会引发一种叫"尿崩症"的疾病。

尿崩症患者不论喝了多少水都不会留在身体里，全部都会尿出来。

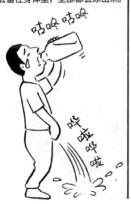

咕咚咕咚

哗啦啦啦

催产素

催产素是妊娠后期分泌较多的激素，可以促进子宫收缩（阵痛）并刺激母乳分泌。

催产素

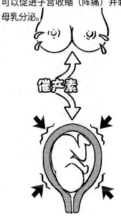

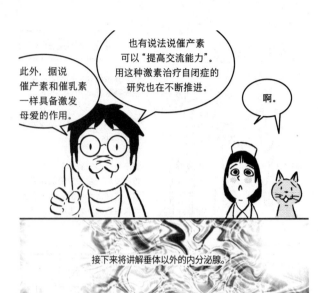

此外，据说催产素和催乳素一样具备激发母爱的作用。

也有说法说催产素可以"提高交流能力"。用这种激素治疗自闭症的研究也在不断推进。

啊。

接下来将讲解垂体以外的内分泌腺。

松果体

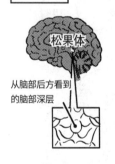

松果体

从脑部后方看到的脑部深层

松果体是位于脑部深层的一个小分泌腺。

据悉，松果体在公元前300年左右就被发现，有很多学者曾研究其功能。

其中最有名的，就是将松果体称为"灵魂宝座"的17世纪法国哲学家笛卡儿。

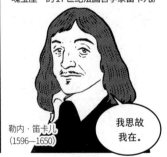

勒内·笛卡儿
（1596—1650）

我思故我在。

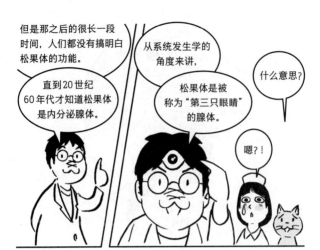

但是那之后的很长一段时间，人们都没有搞明白松果体的功能。

直到20世纪60年代才知道松果体是内分泌腺体。

从系统发生学的角度来讲，

松果体是被称为"第三只眼睛"的腺体。

什么意思？

嗯？！

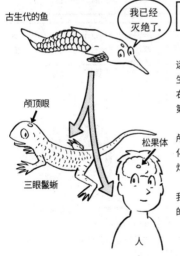

古生代的鱼

我已经灭绝了。

颅顶眼

三眼鬣蜥

松果体

人

人的第三只眼睛

远古时期，生活在水中的脊椎动物除了左右眼以外，还拥有可以感光的第三只眼睛——颅顶眼。

颅顶眼在大约两亿年前开始退化，现在还能在蜥蜴、青蛙、灯笼鱼等动物身上看到。

我们的松果体就是这个"眼睛"的遗留。

松果体分泌一种叫褪黑素的激素。

褪黑素的分泌量会根据光照而变化，从而控制人体的生物钟。

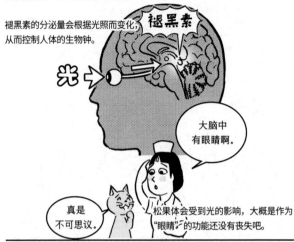

光

大脑中有眼睛啊。

真是不可思议。

松果体会受到光的影响，大概是作为"眼睛"的功能还没有丧失吧。

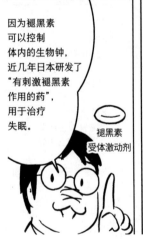

因为褪黑素可以控制体内的生物钟，近几年日本研发了"有刺激褪黑素作用的药"，用于治疗失眠。

褪黑素受体激动剂

顺便说一下可以干预睡眠的药物，日本还发现了一种名为"食欲素"的脑内物质。

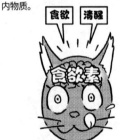

食欲　清醒

食欲素

食欲素受体拮抗剂

食欲素是可以增进食欲和维持清醒的干预物质，最近被用作抑制剂或者安眠药。

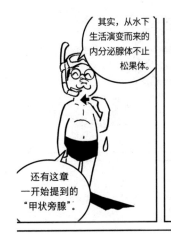

其实，从水下生活演变而来的内分泌腺体不止松果体。

还有这章一开始提到的"甲状旁腺"。

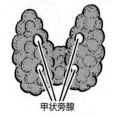

甲状旁腺和 PTH

从后面看的甲状腺

甲状旁腺

甲状旁腺是被甲状腺所包围的腺体，分泌甲状旁腺激素（PTH）。

PTH可以使血液中的钙浓度上升。

甲状旁腺中有可以感知血液中钙浓度的传感器。当钙浓度下降时，甲状旁腺会分泌PTH并作用于肾脏、肠道和骨骼，使血液中的钙浓度上升。

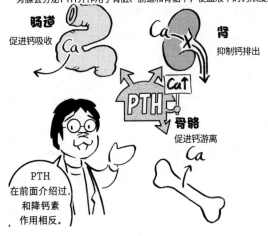

肠道
促进钙吸收

肾
抑制钙排出

骨骼
促进钙游离

PTH在前面介绍过，和降钙素作用相反。

甲状旁腺可以在陆地上的脊椎动物体内见到，

从发生学角度来看，这个腺体是鱼鳃为了适应陆地上的生活退化（进化）而来的。

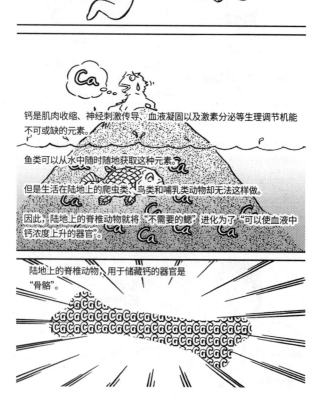

钙是肌肉收缩、神经刺激传导、血液凝固以及激素分泌等生理调节机能不可或缺的元素。

鱼类可以从水中随时随地获取这种元素。

但是生活在陆地上的爬虫类、鸟类和哺乳类动物却无法这样做。

因此，陆地上的脊椎动物就将"不需要的鳃"进化为了"可以使血液中钙浓度上升的器官"。

陆地上的脊椎动物，用于储藏钙的器官是"骨骼"。

骨骼是支撑身体运动的支柱，

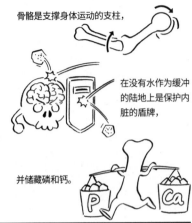

骨骼是在陆地生活必不可少的东西。

无法从水中补充电解质的动物，将电解质储备在骨骼中，当电解质不足时通过PTH来释放骨骼中的电解质。

在没有水作为缓冲的陆地上是保护内脏的盾牌，

并储藏磷和钙。

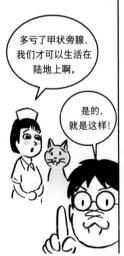

多亏了甲状旁腺，我们才可以生活在陆地上啊。

是的，就是这样！

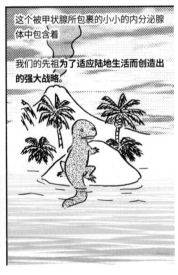

这个被甲状腺所包裹的小小的内分泌腺体中包含着

我们的先祖为了适应陆地生活而创造出的强大战略。

第八章

神经系统

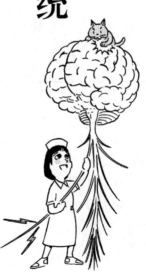

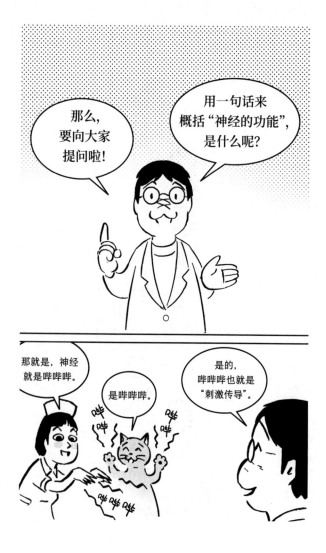

神经的构成单位是叫作"神经元"的神经细胞。

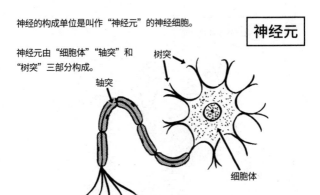

神经元由"细胞体""轴突"和"树突"三部分构成。

轴突

树突

细胞体

神经末梢

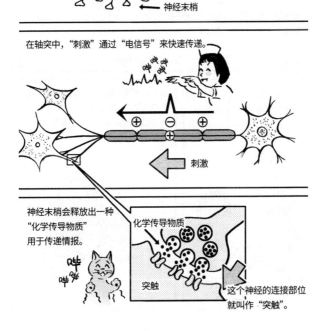

在轴突中，"刺激"通过"电信号"来快速传递。

$\oplus$ $\ominus$ $\oplus$

刺激

神经末梢会释放出一种"化学传导物质"用于传递情报。

化学传导物质

突触

这个神经的连接部位就叫作"突触"。

网状说和神经元说

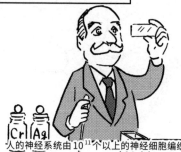

卡米洛·高尔基
(1843—1926)

人的神经系统由10^{11}个以上的神经细胞编织成的网络构成。

但是在没有电子显微镜的20世纪前叶,有一种网状说认为,突触部分的细胞之间没有缝隙,神经系统全部是由合胞体连接成的网状。

主张这个学说的医学家是意大利的内科医生高尔基。

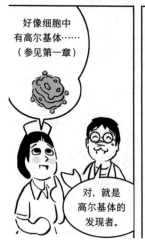

好像细胞中有高尔基体……
(参见第一章)

对,就是高尔基体的发现者。

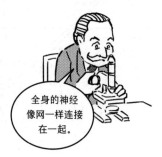

高尔基发明了将神经细胞突起部分染色的方法——高尔基染色法,并用这种方法在光学显微镜下仔细观察神经组织,得出了这样的结论。

全身的神经像网一样连接在一起。

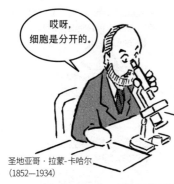

哎呀，细胞是分开的。

圣地亚哥·拉蒙-卡哈尔
（1852—1934）

与之相反，西班牙的神经解剖学家拉蒙-卡哈尔，

则主张"神经系统由一个个神经细胞组成，细胞之间有缝隙存在"。

后来，这个"神经元说"被证明是正确的。

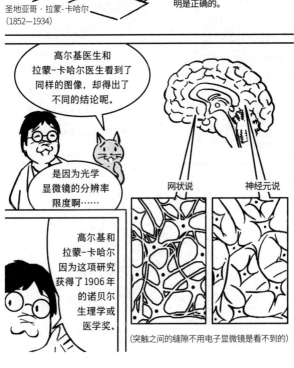

高尔基医生和拉蒙-卡哈尔医生看到了同样的图像，却得出了不同的结论呢。

是因为光学显微镜的分辨率限度啊……

高尔基和拉蒙-卡哈尔因为这项研究获得了1906年的诺贝尔生理学或医学奖。

网状说

神经元说

（突触之间的缝隙不用电子显微镜是看不到的）

神经系统的构造

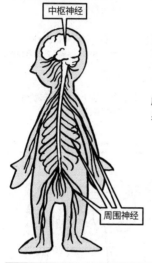

中枢神经

周围神经

神经系统分为脑和脊髓构成的"中枢神经",以及从中枢神经延伸到肢体末端的"周围神经"。

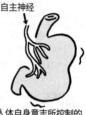

躯体神经

周围神经分为能够控制和感知神经自身运动的"躯体神经",

自主神经

以及不能被人体自身意志所控制的"自主神经"。

脑

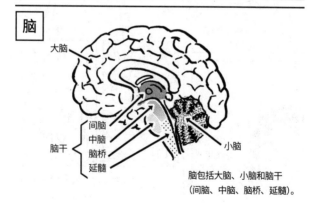

大脑

脑干
- 间脑
- 中脑
- 脑桥
- 延髓

小脑

脑包括大脑、小脑和脑干（间脑、中脑、脑桥、延髓）。

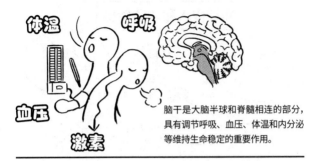

脑干是大脑半球和脊髓相连的部分，具有调节呼吸、血压、体温和内分泌等维持生命稳定的重要作用。

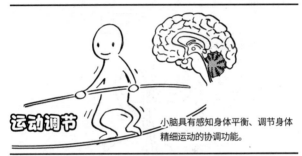

小脑具有感知身体平衡、调节身体精细运动的协调功能。

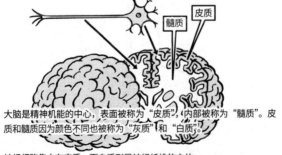

大脑是精神机能的中心，表面被称为"皮质"，内部被称为"髓质"。皮质和髓质因为颜色不同也被称为"灰质"和"白质"。

神经细胞集中在皮质，而白质则是神经纤维的主体。

冲动传入和冲动传出

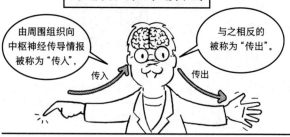

由周围组织向中枢神经传导情报被称为"传入"，

与之相反的被称为"传出"。

传入　传出

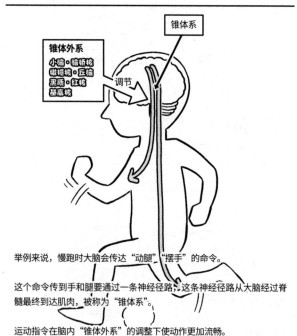

锥体系

锥体外系
小脑·脑桥核
橄榄核·丘脑
黑质·红核
基底核

调节

举例来说，慢跑时大脑会传达"动腿""摆手"的命令。

这个命令传到手和腿要通过一条神经径路，这条神经径路从大脑经过脊髓最终到达肌肉，被称为"锥体系"。

运动指令在脑内"锥体外系"的调整下使动作更加流畅。

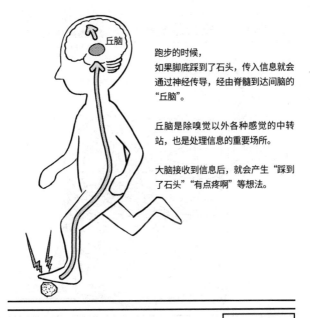

跑步的时候，
如果脚底踩到了石头，传入信息就会通过神经传导，经由脊髓到达间脑的"丘脑"。

丘脑是除嗅觉以外各种感觉的中转站，也是处理信息的重要场所。

大脑接收到信息后，就会产生"踩到了石头""有点疼啊"等想法。

自主神经

此外，
跑步时会引发氧消耗上升、血液中的pH值下降、体温上升等现象。

为了满足氧和能量的需要，心跳次数和呼吸次数就会上升。为了使体温下降，周围血管就会扩张，促进排汗。

这种调节并不是出于意识，而是身体的自发调节。

这些都和自主神经有关。

交感神经和副交感神经

自主神经分为交感神经和副交感神经两大系统，它们的作用相反。

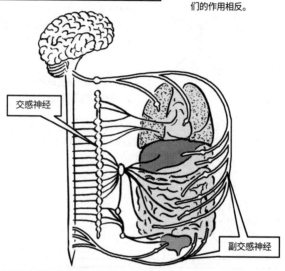

交感神经

副交感神经

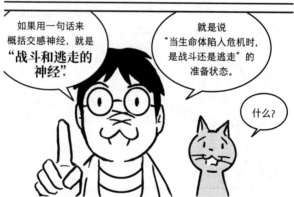

如果用一句话来概括交感神经，就是**"战斗和逃走的神经"**。

就是说"当生命体陷入危机时，是战斗还是逃走"的准备状态。

什么？

交感神经的作用 = 战斗和逃走

图中展示了交感神经的大致作用。

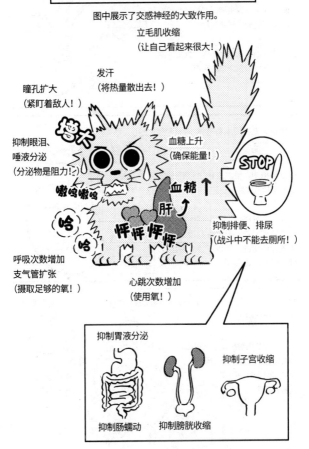

立毛肌收缩
（让自己看起来很大！）

发汗
（将热量散出去！）

瞳孔扩大
（紧盯着敌人！）

抑制眼泪、
唾液分泌
（分泌物是阻力！）

血糖上升
（确保能量！）

血糖↑

肝

怦怦怦怦

抑制排便、排尿
（战斗中不能去厕所！）

呼吸次数增加
支气管扩张
（摄取足够的氧！）

心跳次数增加
（使用氧！）

抑制胃液分泌

抑制子宫收缩

抑制肠蠕动

抑制膀胱收缩

副交感神经具有与之相反的"脱力"效果。

内脏的功能由自主神经（神经系统）和激素（内分泌系统）控制。

前者相较后者的优点是作用直接快速，两者共同维持生命体的平衡。

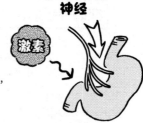

举例来说，我们来看看做过心脏移植手术的患者。

心脏移植中，虽然连接了心脏的血管，但却没有连接支配心脏的神经。

因此，心脏移植后，虽然患者的心脏会感到兴奋，但这种刺激却不是由神经传导的，所以不会立即出现怦怦怦的感觉。

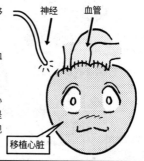

即使在这种情况下，肾上腺素（参照第七章）也会因压力而分泌到血液中，使心脏跳动加快。

这个作用会比神经直接作用延迟10秒以上，是能很好说明神经和激素共同控制内脏的例子。

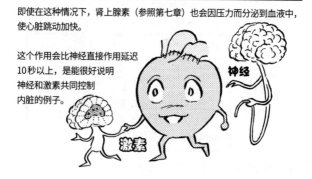

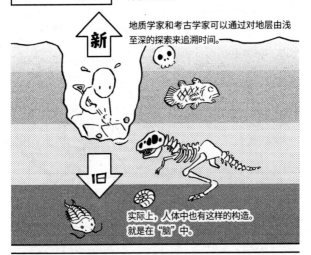

大脑中的地层

我们居住的大地底下有着从远古时期层层堆积的地层。

地质学家和考古学家可以通过对地层由浅至深的探索来追溯时间。

新

旧

实际上，人体中也有这样的构造。就是在"脑"中。

人类的大脑是在原始动物的简单大脑上重叠具有新功能的部分而形成的。

大脑皮质可以分为伴随进化形成的"新皮质"和很久以前就有的"旧皮质"，"旧脑"深埋在"新脑"之中。

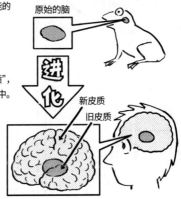

原始的脑

进化

新皮质
旧皮质

**大脑边缘系统
（"旧脑"）**

"新脑"参与逻辑、判断、
语言等高度的精神活动。

"旧脑"与大脑皮层内
被称为"大脑核"的神经细胞块一起构成
"大脑边缘系统"的一部分。

大脑边缘系统参与调节食欲、
性欲等本能行为以及愤怒、
恐惧等原始情感。

掌管记忆的海马也属于大脑边缘系统。

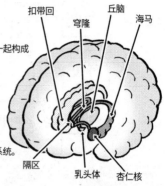

扣带回　穹隆　丘脑　海马

隔区　乳头体　杏仁核

脑是按照脑干—大脑边缘
系统—旧皮质—新皮质的
顺序进化而来的。

我们可以像考古学家
挖掘地面来探寻遗迹那样，
通过对大脑由表及里的探索
来了解进化的历史。

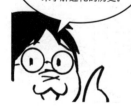

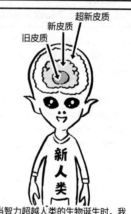

超新皮质

新皮质

旧皮质

新
人
类

当智力超越人类的生物诞生时，我
们使用的大脑说不定也会埋在新皮
质下面。

大家应该都知道，
脑出血或脑梗死的后遗症会导致
与病变部位相对的一侧身体瘫痪。

其原因是，
支配身体的神经在脑
与脊髓之间会左右交叉，
左半身由右脑掌管，
右半身由左脑掌管。

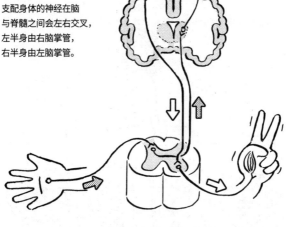

⬆ 冲动传入　⬇ 冲动传出

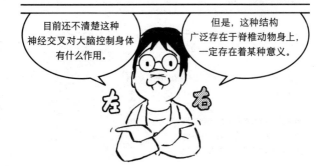

目前还不清楚这种
神经交叉对大脑控制身体
有什么作用。

但是，这种结构
广泛存在于脊椎动物身上，
一定存在着某种意义。

在精神活动方面，右脑和左脑担任着不同的工作。

在图像认知、画画、演奏音乐时主要使用右脑。
直觉、创造力、感觉的运转也是靠右脑。

另一方面，
读书、写字、说话等语言活动，计算等逻辑活动都以左脑为中心。

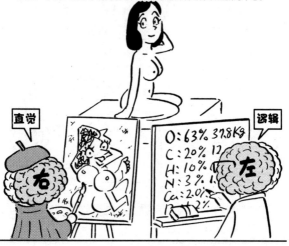

另外，九成以上右利手的语言中枢都在左脑，
而左利手中每三人中有一人是在右脑。

"使用手"和"使用语言"之间存在某种
关联。

拥有语言中枢的一侧大脑被称为
"优势半球"，一旦在幼儿时期确定了
优势半球，惯用手就不会再改变。

这个图是大脑功能的简要分布图。

由于大脑没有明确的分区，"额叶""顶叶""颞叶""枕叶"等是按照脑表面的凹槽划分的。

脑中的小人

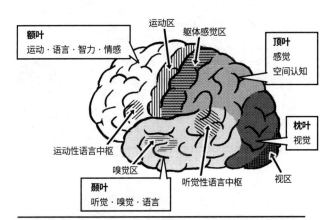

运动区

躯体感觉区

额叶
运动·语言·智力·情感

顶叶
感觉
空间认知

枕叶
视觉

运动性语言中枢

嗅觉区

听觉性语言中枢

视区

颞叶
听觉·嗅觉·语言

在公元前的希波克拉底时代，人们就知道大脑是思考场所。

然而，在现代医学发展之前，关于这种机制有着各种各样的说法。

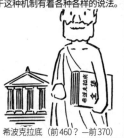

希波克拉底（前460？—前370）
被尊称为"医学之父"的古希腊医生。

提出天体运动"开普勒定律"的天文学家开普勒，认为人类考虑事物的机制，

是"小人理论"。

人脑中有小人，这些想法就是这些小人想的。

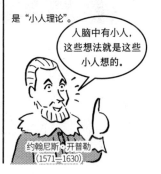

约翰尼斯·开普勒
（1571—1630）

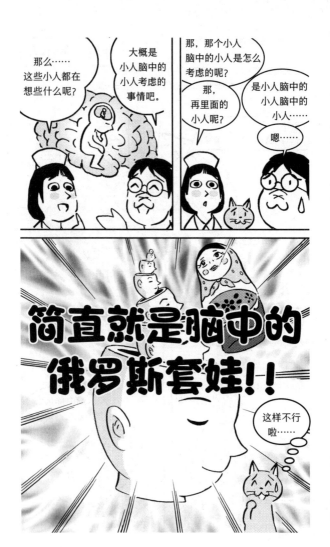

先抛开开普勒脑中的小人不说，脑中还有一个广为人知的小人。

就是潘菲尔德小人！

加拿大有一位叫潘菲尔德的神经外科医生。

在癫痫患者的手术中，他详细记录了患者脑部受到直接电极刺激时的状态，之后制作出大脑的功能分布图。

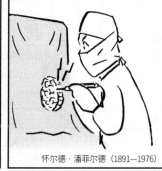

怀尔德·潘菲尔德（1891—1976）

这张图描绘了身体哪部分的感觉会反射到大脑的哪个部分，以及大脑的哪些部分对应身体哪些部分的运动，

被称为"潘菲尔德小矮人"。

小矮人就是小人。

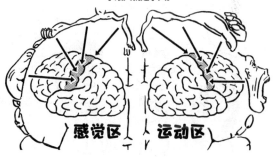

感觉区　　运动区

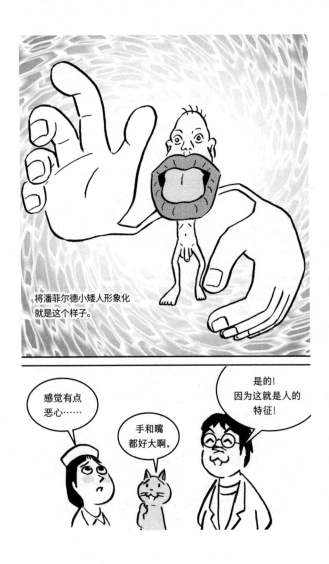

将潘菲尔德小矮人形象化就是这个样子。

感觉有点恶心……

手和嘴都好大啊。

是的！因为这就是人的特征！

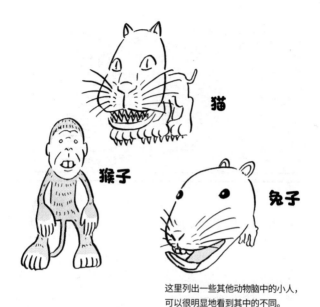

猫

猴子

兔子

这里列出一些其他动物脑中的小人，
可以很明显地看到其中的不同。

就像在语言中枢那样，"用手"和"用词"之间关系紧密。

很久以前，
人类的祖先用双腿走路，将双手从地面解放出来，
学会了制作工具。

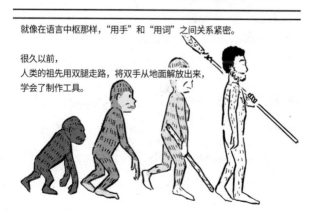

之后，发达的大脑创造了语言，
传递和积累知识的技术也应运而生。

人类正因为有了"手"和"嘴"(语言)"才会产生文明。

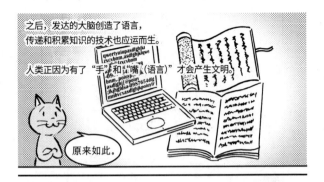

原来如此。

即使是因事故等原因失去部分胳膊的人，
脑内小人的胳膊一时也不会发生变化。

因此，
就会出现本已失去的肢体会疼的现象，
被称为"幻肢痛（Phantom Pain)"。

但是，
脑内的小人会渐渐适应实际的身体并随之改变。

即使是先天身体异常的人也一样。

举例来说，
出生时手指连在一起的人只有四根手指，
其脑内的小人也只有四根手指。

但是做了分离手术之后，
脑内小人的手指就会变化为五指。

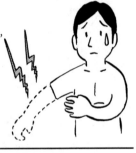

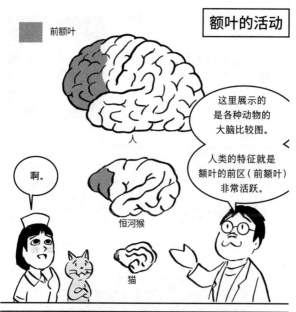

前额叶

额叶的活动

这里展示的是各种动物的大脑比较图。

人类的特征就是额叶的前区（前额叶）非常活跃。

人

啊。

恒河猴

猫

CT的比较

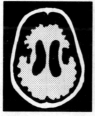

额颞叶痴呆

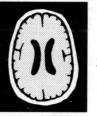

正常

前额叶是脑内负责思考、创造性活动的最高中枢，具有产生意志、调节情绪、记忆，以及规划和执行事务的功能。

因此，这个部分萎缩会导致人格变化并诱发痴呆症。

现在，CT和MRI等技术可以比较容易地诊断出颅内病变。

在这之前，最有效的检查办法就是"脑血管造影术"。

即使在现在，脑血管造影也被广泛应用于脑血管病变的诊断和治疗。

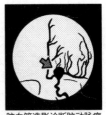

脑血管造影诊断脑动脉瘤

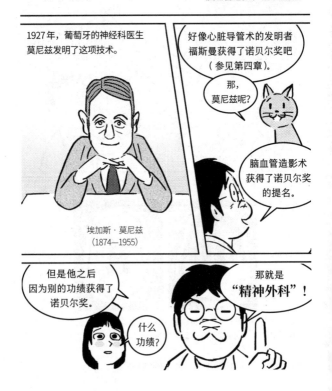

1927年，葡萄牙的神经科医生莫尼兹发明了这项技术。

埃加斯·莫尼兹
（1874—1955）

好像心脏导管术的发明者福斯曼获得了诺贝尔奖吧（参见第四章）。

那，莫尼兹呢？

脑血管造影术获得了诺贝尔奖的提名。

但是他之后因为别的功绩获得了诺贝尔奖。

什么功绩？

那就是"精神外科"！

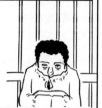

埃加斯·莫尼兹的"精神外科"

在20世纪前半叶，治疗精神病药物发明以前，管理精神病患者只能以"收容"和"拘束"为主。

当时人们已经了解到，额叶和脑的深部相连的神经回路负责人类的精神活动。

因此有说法认为，是额叶和脑的基底部交互不良造成了精神病。

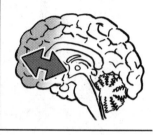

由此，莫尼兹从1935年11月开始为"抑郁症""焦虑症""精神分裂症"等精神疾病患者实施了部分神经纤维切除术。

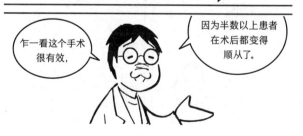

① 在头盖骨上开一个洞

② 器具进入切除神经纤维

③ 切断完毕

乍一看这个手术很有效，

因为半数以上患者在术后都变得顺从了。

在那之后，世界各地都在推广这个手术。

美国精神科医生弗里曼是世界上实施这项手术最多的人，从1936年开始，他为3000多名患者做了这项手术。

弗里曼改良了莫尼兹的技术，并以新的名字推广这项手术。这就是——

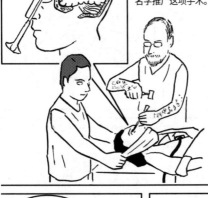

冰锥疗法

沃尔特·弗里曼
（1895—1972）

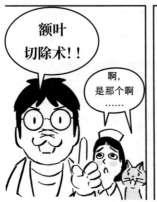

额叶
切除术！！

啊，
是那个啊……

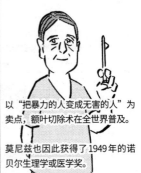

以"把暴力的人变成无害的人"为卖点，额叶切除术在全世界普及。

莫尼兹也因此获得了1949年的诺贝尔生理学或医学奖。

但是，这个手术存在严重的后遗症。

精神倦怠、易冲动、癫痫、情感麻木、创造性缺失……

额叶切除手术甚至会导致患者的人格缺失。

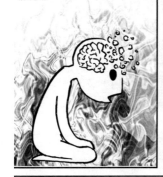

因为各种治疗精神疾病药物的发明，20世纪70年代以后，额叶切除术就不再做了。

简直是诺贝尔奖的黑历史。

是呢。

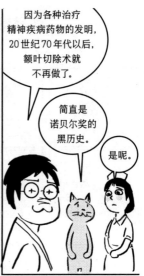

不过，不仅限于脑外科，医学所有领域的黎明都伴随着黑暗。

额叶切除术确实是残酷的手术。

但是，对这个手术的反思也应用于"脑立体定向技术"※上。这项技术使得精神外科更加先进、精细，可以说是为了人类的幸福而存在着。

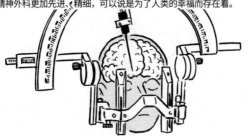

※脑立体定向技术：手术将电极和其他器械从头部表面刺入大脑深部，凝固、破坏或电刺激大脑特定部位。

神经细胞和 MHC

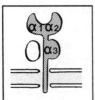

MHC I
几乎存在于所有有核细胞和血小板中的抗原，可以区别自身和他人的免疫细胞。

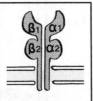

MHC II
在参与免疫的细胞中发现的抗原，可以识别进入体内的异物并刺激免疫细胞等。

顺便说一下，这是一种使人类成为"人"的神经，并且具有非常有趣的免疫学特性。

但是这种能够让细胞自我识别的主要组织相容性抗原（MHC）却几乎不存在于神经细胞中。

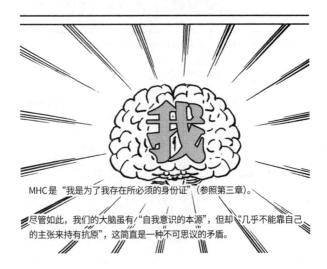

MHC 是"我是为了我存在所必须的身份证"（参照第三章）。

尽管如此，我们的大脑虽有"自我意识的本源"，但却"几乎不能靠自己的主张来持有抗原"，这简直是一种"不可思议的矛盾"。

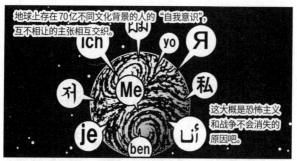

地球上存在70亿不同文化背景的人的"自我意识"，互不相让的主张相互交织。

这大概是恐怖主义和战争不会消失的原因吧。

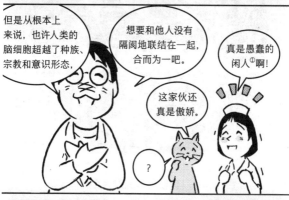

但是从根本上来说，也许人类的脑细胞超越了种族、宗教和意识形态，

想要和他人没有隔阂地联结在一起，合而为一吧。

这家伙还真是傲娇。

真是愚蠢的闲人①啊！

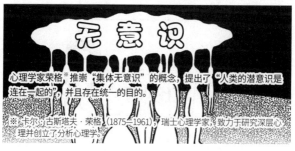

无意识

心理学家荣格※推崇"集体无意识"的概念，提出了"人类的潜意识是连在一起的"，并且存在统一的目的。

※卡尔·古斯塔夫·荣格（1875—1961），瑞士心理学家，致力于研究深层心理并创立了分析心理学。

在卡哈尔的神经元说和高尔基的网状说之间，前者取得了胜利。

但是，如果把人类作为一个生命体来看，我们的神经细胞

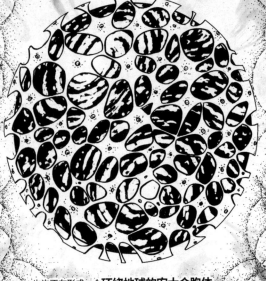

也许正在形成一个**环绕地球的宏大合胞体**。

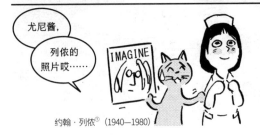

尤尼酱，

列侬的
照片哎……

IMAGINE

约翰·列侬① （1940—1980）

第九章

感覚器

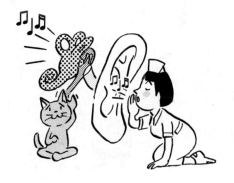

《庄子·内篇·应帝王》第七部分

很久以前，中国有一位叫浑沌的国王。

不可思议的是，他生来就没有眼、口、鼻、耳，一窍不通。

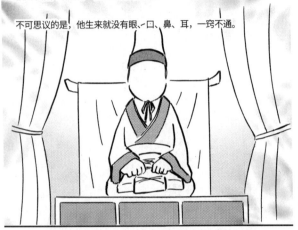

有一天，浑沌国王厚礼款待了南海国王和北海国王。

两位国王就考虑如何回礼给浑沌国王。

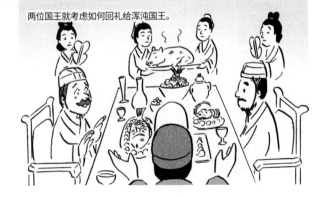

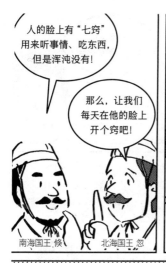

人的脸上有"七窍"用来听事情、吃东西，但是浑沌没有！

那么，让我们每天在他的脸上开个窍吧！

南海国王 倏　北海国王 忽

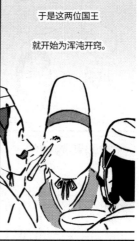

于是这两位国王

就开始为浑沌开窍。

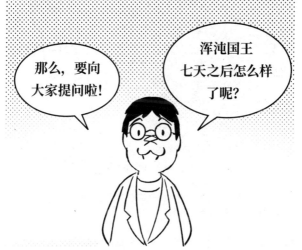

那么，要向大家提问啦！

浑沌国王七天之后怎么样了呢？

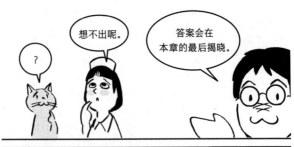

感觉器和脑神经

脑神经有十二对，医学生借助这样的口诀来背诵学习：

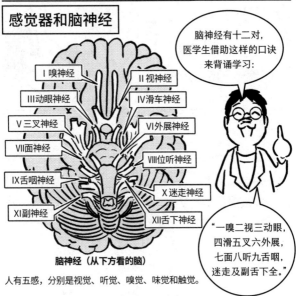

I 嗅神经

II 视神经

III 动眼神经

IV 滑车神经

V 三叉神经

VI 外展神经

VII 面神经

VIII 位听神经

IX 舌咽神经

X 迷走神经

XI 副神经

XII 舌下神经

脑神经（从下方看的脑）

"一嗅二视三动眼，四滑五叉六外展，七面八听九舌咽，迷走及副舌下全。"

人有五感，分别是视觉、听觉、嗅觉、味觉和触觉。

其中，除触觉外的其他感觉都有位于头部的"感觉器"参与。
和这些有关的神经全部都是脑神经。

面部的感觉器可谓大脑的分支机构，信息通过脑神经直接传递到中枢神经。

味觉

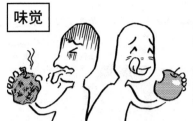

味觉是生物生存最重要的感觉。

生物从很久以前就依赖味觉来判断食物是否有毒、是否可以食用。

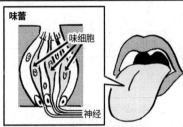

味蕾

味细胞

神经

感知味觉的是口中一种叫"味蕾"的小器官。

味蕾的数量因动物种类不同而有所不同，草食动物的味蕾多于肉食动物的味蕾。

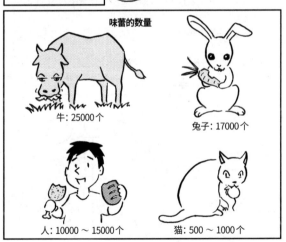

味蕾的数量

牛：25000个

兔子：17000个

人：10000～15000个

猫：500～1000个

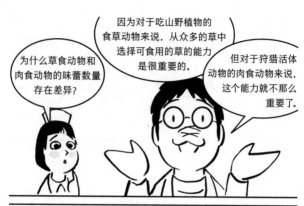

为什么草食动物和肉食动物的味蕾数量存在差异?

因为对于吃山野植物的食草动物来说,从众多的草中选择可食用的草的能力是很重要的。

但对于狩猎活体动物的肉食动物来说,这个能力就不那么重要了。

人的味觉可以感受"甜味""咸味""酸味""苦味""鲜味"五种基本味道,它们分别刺激不同的味觉感受器。

此外,"脂肪""钙"等味道对应的味觉感受器也是存在的。味觉感受器和味觉物质的关系就好比钥匙和钥匙孔。

"辣味"并不是一种味觉,而是通过痛觉感受器感觉到的。

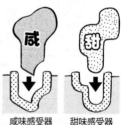

咸味感受器　　甜味感受器

此外,以前的教科书中,绘有舌头的不同部位对应不同味觉感知的"味觉分布图"。

这个图根本没有医学根据。

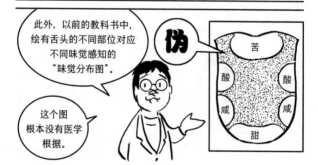

顺便说一下，猫因为没有甜味的味觉感受器，所以不能感觉甜味。

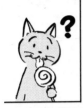

味蕾感觉到的味觉信息，

通过舌头前三分之二的面神经以及后三分之一的舌咽神经传递给大脑

VII   IX

就是7号神经和9号神经哎。

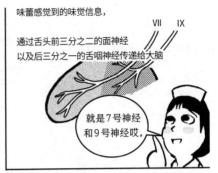

嗅觉是通过鼻子内的嗅细胞感觉到的。

嗅觉

嗅细胞具有嗅觉感受器，与特定的化学物质结合来刺激嗅神经传导。

气味物质和嗅觉感受器之间也是"钥匙和钥匙孔"的关系，

但是"气味"同"味道"相比更加细腻。

Ⅰ嗅神经

鼻腔

神经

嗅觉感受器

气味

嗅细胞

气味物质

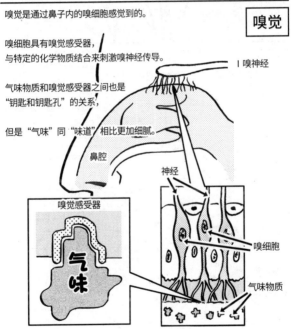

在味道中存在着"甜、咸、酸、苦、鲜"几种基本味道，但是在气味中却没有这些。因此，人有上百种类型的嗅觉感受器。

大多数气味物质可以刺激多种感受器，人类可以通过这些组合，闻出1万种以上的不同气味。

嗅觉感受器

许多嗅觉感受器都具有一种被称为"G蛋白偶联受体"的结构。

顺便说一下，味觉感觉器中"甜味""鲜味""苦味"的感受器也有这种结构。

什么？那个"G什么的"是什么？

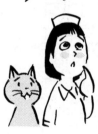

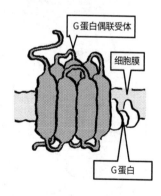

G蛋白偶联受体

细胞膜

G蛋白

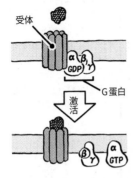

"G蛋白偶联受体"是一种将激素和化学物质刺激传导到细胞内的膜蛋白受体。

因为G蛋白具有信号传导的介质作用,所以这样命名。

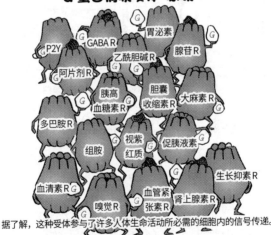

G 蛋白偶联受体 家族

P2Y | GABA R | 胃泌素
阿片剂R | 乙酰胆碱R | 腺苷R
胰高血糖素R | 胆囊收缩素R | 大麻素R
多巴胺R | 视紫红质 | 促胰液素
组胺 | | 生长抑素R
血清素R | 嗅觉R | 血管紧张素R | 肾上腺素R

据了解,这种受体参与了许多人体生命活动所必需的细胞内的信号传递。

因这项研究,布莱恩·科比尔卡(1955—)和罗伯特·莱夫科维茨(1943—)获得了2012年的诺贝尔化学奖。

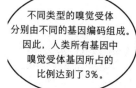

不同类型的嗅觉受体分别由不同的基因编码组成。因此，人类所有基因中嗅觉受体基因所占的比例达到了3%。

为什么只是为了气味就需要这么多呢？

生物在视觉和听觉发育之前，

主要用嗅觉来探察敌情、发现猎物、分辨信息素以及寻找异性。

嗅觉是生物为了生存而进化出的"最原始的感觉"。

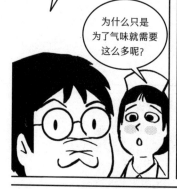

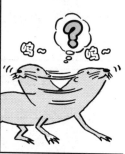

尽管人类有大约1000种气味受体基因，但其中只有约1/3能在实际中发挥作用。

而大部分都会因突变或是缺失等变为"无用的进化"。

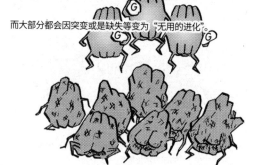

在研究灵长类动物的基因时发现，随着色觉种类丰富，许多嗅觉基因变为了"死尸"（嗅觉基因不再发挥作用）。

人类正在失去闻出信息素的嗅觉器官。

从生物学的基础来看，"进化"和"退化"的本质是相同的。

也就是说，
我们的祖先优先考虑视觉而非嗅觉的进化。

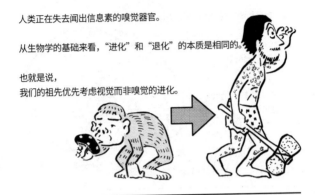

2004年，诺贝尔生理学或医学奖授予美国生物学家巴克和神经科学家阿克塞尔，以表彰他们发现了嗅觉受体基因并明确其功能。

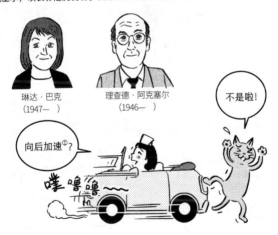

琳达·巴克
（1947— ）

理查德·阿克塞尔
（1946— ）

不是啦！

向后加速①？

噗噜噜

顺便说一下，所有感觉系统（视觉、触觉、听觉、味觉、嗅觉）的刺激都被传入边缘系统，而嗅觉刺激则直接连接边缘系统进入杏仁核。

杏仁核是和恐惧等原始情绪有关的场所。

动物的嗅觉往往与情绪、侵略行为、性行为等有关，人类的嗅觉可能也具有这一特点。

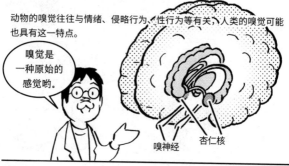

嗅觉是一种原始的感觉哟。

嗅神经　杏仁核

视觉

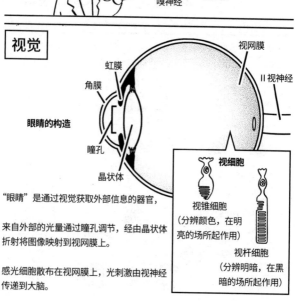

眼睛的构造

虹膜
角膜
瞳孔
晶状体
视网膜
Ⅱ视神经

视细胞
视锥细胞
（分辨颜色，在明亮的场所起作用）
视杆细胞
（分辨明暗，在黑暗的场所起作用）

"眼睛"是通过视觉获取外部信息的器官，

来自外部的光量通过瞳孔调节，经由晶状体折射将图像映射到视网膜上。

感光细胞散布在视网膜上，光刺激由视神经传递到大脑。

由于眼轴延长、晶状体弹性退化、角膜变形等原因，在视网膜上不能良好地成像，这就是近视、远视（老花眼）、散光等屈光异常。

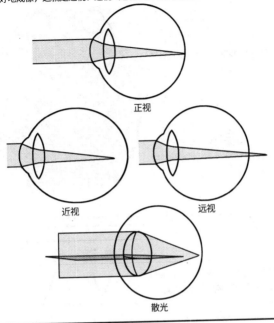

正视

近视

远视

散光

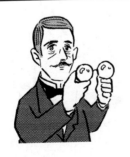

瑞典眼科医生古尔斯特兰德研究了眼睛屈光，并发明了相应的检查和治疗方法，

于1911年获得了诺贝尔生理学或医学奖。

阿尔瓦·古尔斯特兰德
(1862—1930)

视交叉

在视网膜上投射的光信号通过视神经传导至脑部。

视神经在脑底交叉，就是通常所说的视交叉。

视交叉是脊椎动物共有的一种构造，神经纤维的走向根据动物种类而有所不同。

从下方看到的大脑

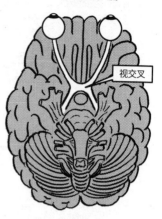

视交叉

哺乳动物在视网膜内侧的神经纤维交叉，而外侧的神经纤维不交叉。

这就是通常所说的"半交叉"：

内侧视神经将外侧（耳朵一侧）的图像传输到相反一侧大脑；
外侧视神经则将内侧（鼻子一侧）的图像传输到同侧大脑。

很复杂。

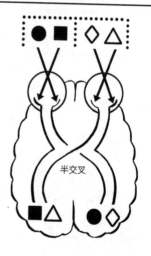

半交叉

而大多数鱼类、爬行动物和鸟类的
左右视神经是"全交叉"的，

一边眼睛视网膜上的
信息直接传输到相反的大脑。

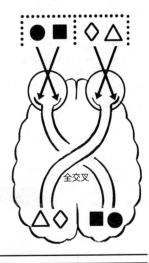

为什么会有
这种差异？

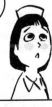

全交叉

这与**"左右眼能否看到
相同的物体"**有关。

或者说与**"眼睛在前面
还是侧面"**有关。

哺乳动物

眼睛在前面，
左右眼可以看到相
同的物体。

鸟类　　　爬行动物　　　鱼类

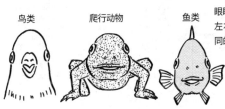

眼睛分别在两侧，
左右眼可以看到不
同的物体。

通过左右眼投影在视网膜上的
图像有所偏移，

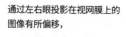

由于半交叉机制，
从左右眼分别传来两份有所偏移的图像，
左半部分送至右脑，
右半部分送至左脑，
之后进行信息处理。

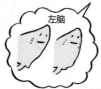

左脑

右脑

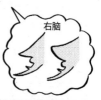

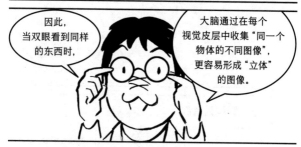

因此，
当双眼看到同样
的东西时，

大脑通过在每个
视觉皮层中收集"同一个
物体的不同图像"，
更容易形成"立体"
的图像。

有趣的是，蝌蚪的视神经是全交叉，但长成青蛙后就变成了半交叉。

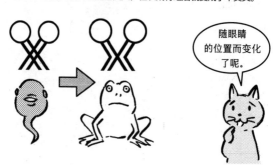

随眼睛
的位置而变化
了呢。

眼睛不仅能获取视觉信息，
还具有沟通的功能。

作为沟通者的眼睛

有句话说"眼睛是心灵的窗口"。
眼睛是向他人传递情绪
并感知他人情绪的
重要工具。

自然，眼睛
也是有表情的，
眼睛传递的强烈信息
就是"视线"。

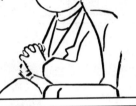

人眼和其他动物最大的区别就
是具有眼白。

**因为人具有眼白和眼黑，
就可以用视线向他人传
递信息。**

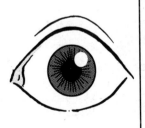

人拥有一种特殊的功能，被称为
"心灵理论"。

这是一种"体会别人与自己相同的
心灵，来理解别人情绪的能力"。

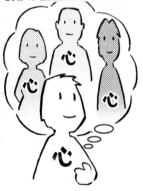

据说类人猿也具有这种心灵理论，

但它们却不能像人这样细致地体察同伴的情绪。

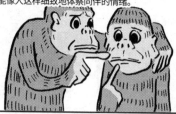

想了解他人的情绪，
最好的方法就是通过视线。

人察觉到来自他人的情绪，
同时也将自己的情绪传递给他人。

眼白可能是人类进化过程中获得的
最强力的非语言交流工具。

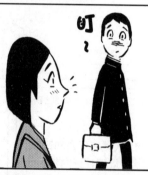

独眼畸形和独眼小僧

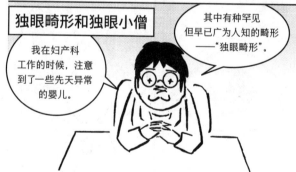

我在妇产科
工作的时候，注意
到了一些先天异常
的婴儿。

其中有种罕见
但早已广为人知的畸形
——"独眼畸形"。

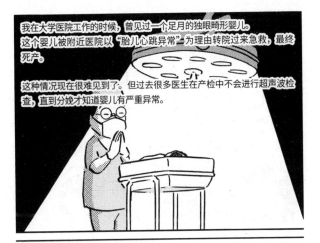

我在大学医院工作的时候，曾见过一个足月的独眼畸形婴儿。这个婴儿被附近医院以"胎儿心跳异常"为理由转院过来急救，最终死产。

这种情况现在很难见到了。但过去很多医生在产检中不会进行超声波检查，直到分娩才知道婴儿有严重异常。

这种畸形是胎儿期的初期头和脸生成障碍导致的，胎儿基本都会死产，或在出生后很快死亡。

独眼畸形的特征是：因为鼻子生成障碍而"没有鼻子"，或是"额头上形成筒状的形状"。

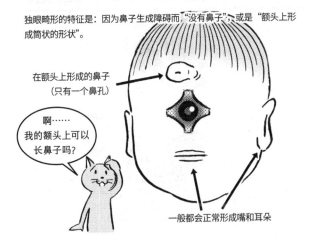

在额头上形成的鼻子
（只有一个鼻孔）

啊……
我的额头上可以长鼻子吗？

一般都会正常形成嘴和耳朵

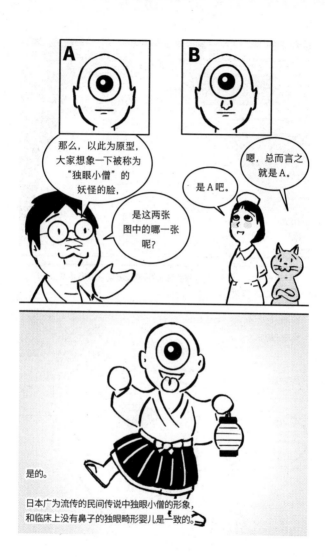

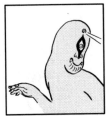

百鬼夜行绘卷

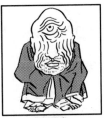

百怪图卷

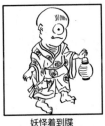

妖怪着到牒

这些是江户时代的妖怪图画中出现的独眼妖怪。

有趣的是，大人形象的妖怪都有鼻子，而儿童形象的妖怪则没有鼻子。

说不定古人就是看到了独眼畸形的婴儿，才想出了独眼小僧的形象。

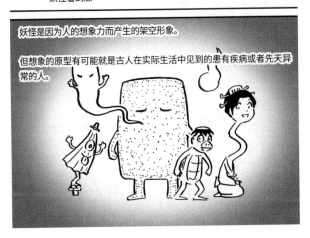

妖怪是因为人的想象力而产生的架空形象。

但想象的原型有可能就是古人在实际生活中见到的患有疾病或者先天异常的人。

超级色觉

一般来说，女性比男性在第六感上更敏锐。

女性在视力方面也具有特殊的敏锐感觉。

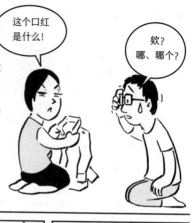

这个口红是什么！

欸？哪、哪个？

实际上，普通人可以辨识的颜色有100万种左右，而女性中可以分辨出1亿种颜色的人并不少见。

这就是女性独有的超感觉，也被称为"**超级色觉**"。

为什么只有女性有这种能力？

这是性染色体的缘故。

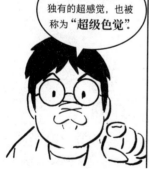

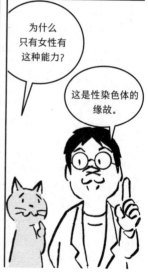

女性　　　男性

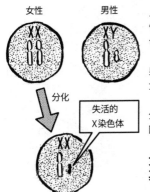

分化

失活的
X染色体

人拥有46条染色体，其中2条是决定性别的性染色体，另外44条则是常染色体。

男性的性染色体一条为X，一条为Y；女性则有两条X染色体。

分化的细胞中只需要一个X染色体基因，所以在早期分化阶段，

女性体细胞中两条X染色体的其中一条会随机失活。

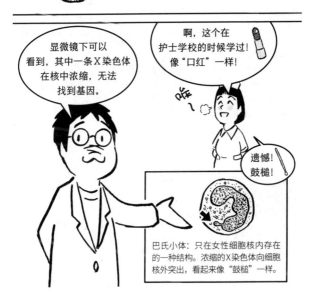

显微镜下可以看到，其中一条X染色体在核中浓缩，无法找到基因。

啊，这个在护士学校的时候学过！像"口红"一样！

遗憾！鼓槌！

巴氏小体：只在女性细胞核内存在的一种结构。浓缩的X染色体向细胞核外突出，看起来像"鼓槌"一样。

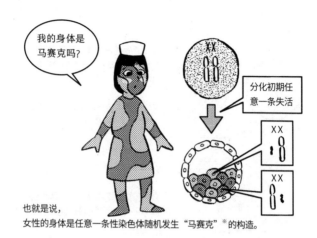

我的身体是马赛克吗?

分化初期任意一条失活

也就是说,
女性的身体是任意一条性染色体随机发生"马赛克"※的构造。

※马赛克(镶嵌)为一种生物学用语,指"同一个体中基因不同的细胞混在一起"。

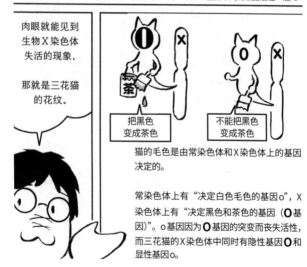

肉眼就能见到生物X染色体失活的现象,

那就是三花猫的花纹。

把黑色变成茶色

不能把黑色变成茶色

猫的毛色是由常染色体和X染色体上的基因决定的。

常染色体上有"决定白色毛色的基因o",X染色体上有"决定黑色和茶色的基因(O基因)"。o基因因为O基因的突变而丧失活性,而三花猫的X染色体中同时有隐性基因O和显性基因o。

雌性体内的X染色体变为"马赛克状"，
所以表达O基因的部分呈现为茶色，
表达o基因的部分呈现为黑色。

最后，就生出了三种毛色的猫。

决定体色的基因出现在分化初期的细胞内，
所以即使是同卵多胞胎，
猫的毛色也不尽相同。

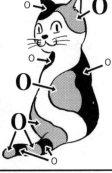

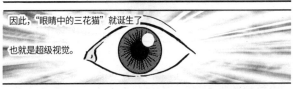

因此，"眼睛中的三花猫"就诞生了

也就是超级视觉。

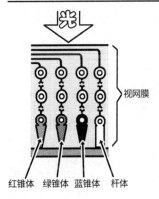

视网膜

红锥体　绿锥体　蓝锥体　杆体

视网膜上布满了可以感知光和颜色
信息的视细胞。

视细胞中的视锥细胞（红锥体、绿
锥体、蓝锥体）含有视蛋白，分别
能感应光的三原色（红、绿、蓝）。

在构成各种视蛋白的基因中，蓝色
在常染色体上，红色和绿色在X染
色体上。

这也是为什么红绿色盲是伴性遗传
（和性别有关的遗传）。

这个视蛋白基因具有感受性不同的"变异视蛋白基因"。

因此，在含有变异视蛋白基因的女性的视网膜中，存在着对三种颜色做出反应的正常视蛋白部位和变异视蛋白部位。

有点像三花猫的花纹……

具有变异视蛋白的视网膜

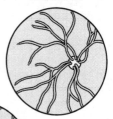

通常的视网膜

正常视蛋白部位

变异视蛋白部位

结果，普通人通过三色色觉，而持有变异视蛋白的女性通过四色色觉来看事物。

这就是超级色觉。

三色色觉　　四色色觉

红　绿　蓝　　红　绿　蓝　变

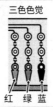

不仅是色觉，在各种各样的感觉中都存在这种现象。

我一直在想，像"女性直觉"这种第六感，是不是也和性染色体有关。

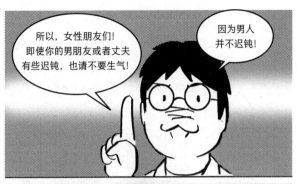

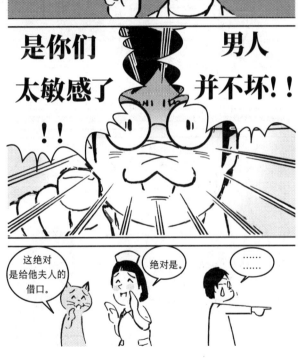

听觉

耳朵由外耳、中耳和内耳组成。

声音经外耳道传至鼓膜，鼓膜的振动被听小骨放大，最后由内耳神经（听神经）传导至脑部。

耳朵的构造　外耳、中耳被称为传音系统，内耳称为感音系统。

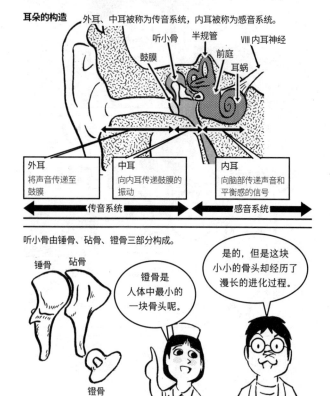

| 听小骨 | 半规管 | VIII 内耳神经 |

| 鼓膜 | | 前庭 |
| | | 耳蜗 |

| 外耳 | 中耳 | 内耳 |
| 将声音传递至鼓膜 | 向内耳传递鼓膜的振动 | 向脑部传递声音和平衡感的信号 |

◀━━ 传音系统 ━━▶　　◀━ 感音系统 ━▶

听小骨由锤骨、砧骨、镫骨三部分构成。

锤骨　砧骨

镫骨

镫骨是人体中最小的一块骨头呢。

是的，但是这块小小的骨头却经历了漫长的进化过程。

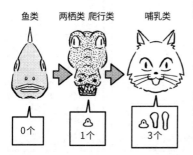

听小骨的数量

鱼类　两栖类 爬行类　哺乳类

0个　　1个　　3个

听小骨的进化

哺乳动物是从鱼类进化而来的。

耳朵的构造随进化而愈发复杂，听小骨的数量也随之增加。

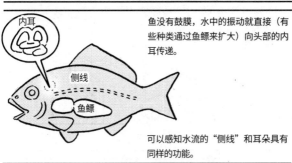

内耳

侧线

鱼鳔

鱼没有鼓膜，水中的振动就直接（有些种类通过鱼鳔来扩大）向头部的内耳传递。

可以感知水流的"侧线"和耳朵具有同样的功能。

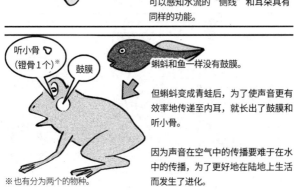

听小骨
（镫骨1个）※

鼓膜

蝌蚪和鱼一样没有鼓膜。

但蝌蚪变成青蛙后，为了使声音更有效率地传递至内耳，就长出了鼓膜和听小骨。

因为声音在空气中的传播要难于在水中的传播，为了更好地在陆地上生活而发生了进化。

※ 也有分为两个的物种。

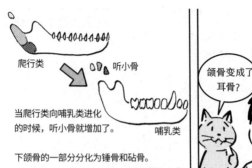

爬行类

听小骨

当爬行类向哺乳类进化
的时候，听小骨就增加了。

哺乳类

下颌骨的一部分分化为锤骨和砧骨。

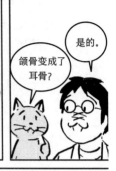

颌骨变成了
耳骨？

是的。

很多爬行动物※都是用下颌贴近地面来感知声音。

但是，哺乳动物的下颌却离开了地面。

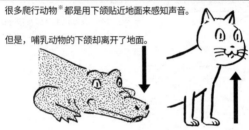

※鳄鱼的耳朵退化了，完全没有听力。

**哺乳动物的
特征**

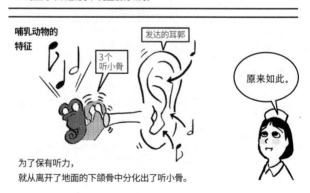

3个
听小骨

发达的耳郭

原来如此。

为了保有听力，
就从离开了地面的下颌骨中分化出了听小骨。

内耳

内耳由感知平衡的"半规管""前庭",以及感知听觉的"耳蜗"构成。

半规管可感知身体方位和运动情况,3个环状管相互垂直,这种构造是为了获取三维空间中的XYZ坐标。

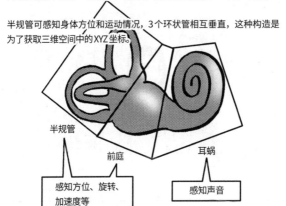

半规管

前庭

耳蜗

感知方位、旋转、加速度等

感知声音

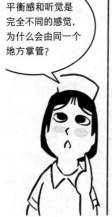

平衡感和听觉是完全不同的感觉,为什么会由同一个地方掌管?

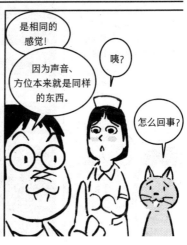

是相同的感觉!

因为声音、方位本来就是同样的东西。

咦?

怎么回事?

图中是水母的平衡感觉器（平衡囊）的构造。

平衡囊通过其内部的毛（感觉纤毛）感知石头（平衡石）的运动，来向神经传递信息。

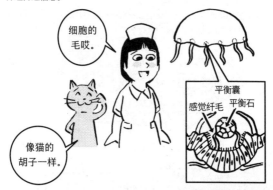

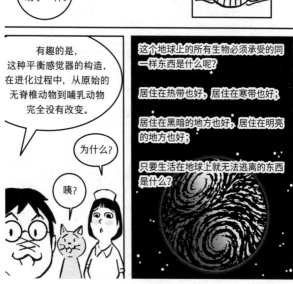

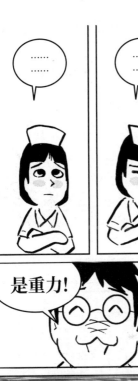

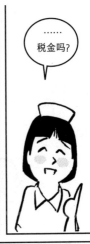

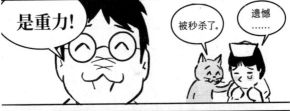

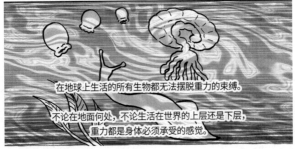

在地球上生活的所有生物都无法摆脱重力的束缚。

不论在地面何处，不论生活在世界的上层还是下层，重力都是身体必须承受的感觉。

在内耳的进化过程中，平衡感觉器中感知声音的部分是随进化发育出来的。

这里展示的是脊椎动物的内耳。可以看到，与平衡感相关的部分几乎没有变化，但与听觉相关的耳蜗却因进化产生了很大差别。

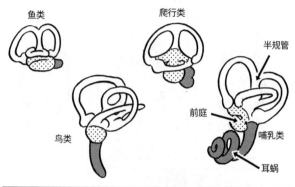

鱼类

爬行类

半规管

鸟类

前庭

哺乳类

耳蜗

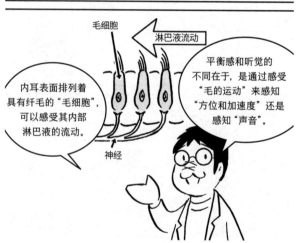

毛细胞

淋巴液流动

内耳表面排列着具有纤毛的"毛细胞"，可以感受其内部淋巴液的流动。

平衡感和听觉的不同在于，是通过感受"毛的运动"来感知"方位和加速度"还是感知"声音"。

神经

为了检查内耳和脑神经的功能，以前就开始用"冷热试验"的方法来做临床检查。

这是一种向耳中注入冷水或者热水，通过诱发眼球震颤※来进行的检查。一般情况下，注入冷水时的眼球震颤会在相反的方向；注入热水时，眼球震颤则会在同侧方向。

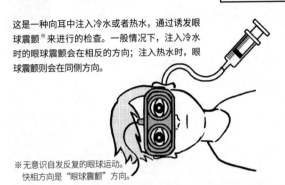

※无意识自发反复的眼球运动。
　快相方向是"眼球震颤"方向。

奥地利的耳鼻科医生巴拉尼设计了这项检查方法，并弄清了内耳的功能。

他因此获得1914年的诺贝尔生理学或医学奖。

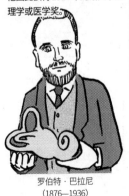

罗伯特·巴拉尼
（1876—1936）

冷热试验会诱发眼球震颤的原因是：

温度变化会引起半规管内淋巴液对流，从而影响大脑认知，为了修正由此造成的影响便引发了眼球转动。

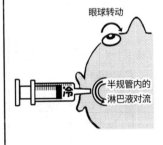

眼球转动

半规管内的淋巴液对流

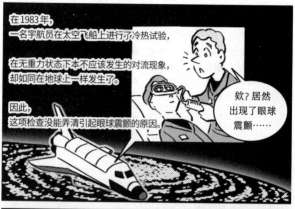

在1983年，
一名宇航员在太空飞船上进行了冷热试验，

在无重力状态下本不应该发生的对流现象，
却如同在地球上一样发生了。

因此，
这项检查没能弄清引起眼球震颤的原因。

欸？居然
出现了眼球
震颤……

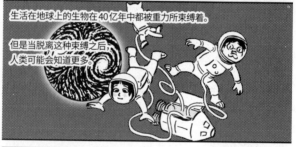

生活在地球上的生物在40亿年中都被重力所束缚着。

但是当脱离这种束缚之后，
人类可能会知道更多。

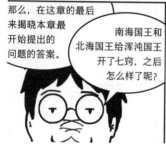

那么，在这章的最后
来揭晓本章最
开始提出的
问题的答案。

南海国王和
北海国王给浑沌国王
开了七窍，之后
怎么样了呢？

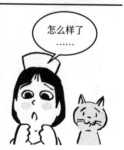

怎么样了
……

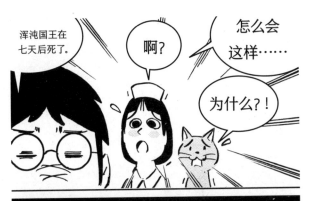

浑沌国王在
七天后死了。

啊？

怎么会
这样……

为什么？！

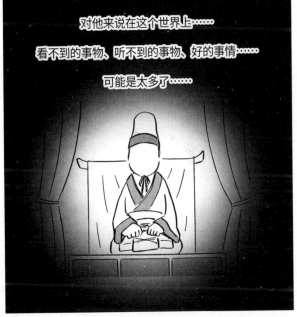

对他来说在这个世界上……

看不到的事物、听不到的事物、好的事情……

可能是太多了……

第十章

生殖系统

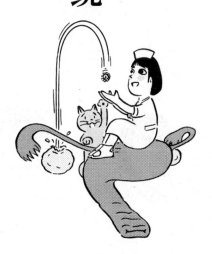

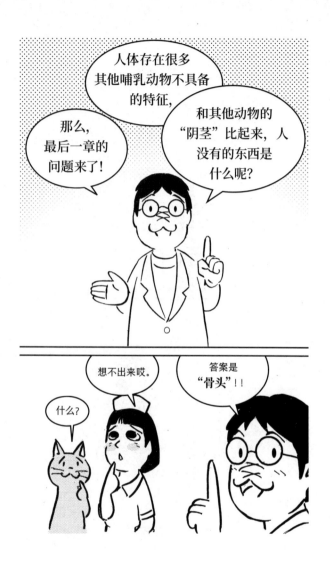

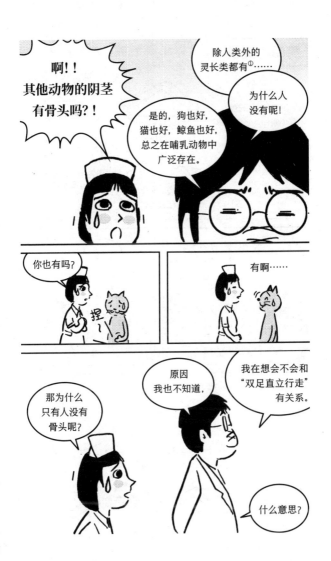

胯间的英雄

如果要进行一场赛跑，但
是有个条件，必须在裤衩
中放一块点心跑步。

大家会选哪个呢？

生八桥①

瓦形仙贝②

米花糖

蕨菜糕

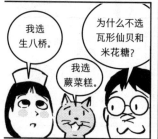

我选
生八桥。

我选
蕨菜糕。

为什么不选
瓦形仙贝和
米花糖？

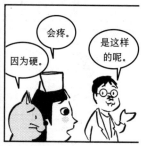

会疼。

因为硬。

是这样
的呢。

阴茎是附在下肢根部像障碍物一样的东西。

它的软化是不是人类出于直立行走的需要？

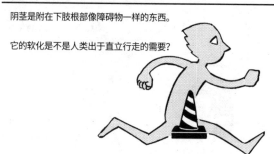

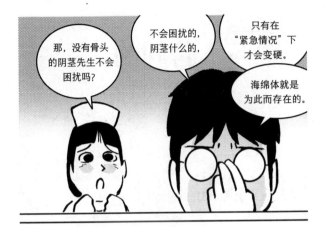

平日里是温和的好青年……

但是，
一旦遇到紧急情况就会变为钢铁之躯……

那就是英雄的样子！

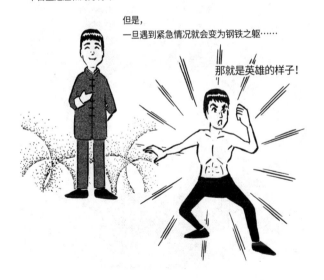

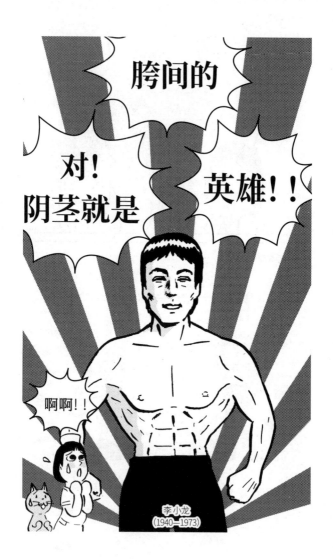

男性生殖系统

图中所示为男性生殖器官解剖图。

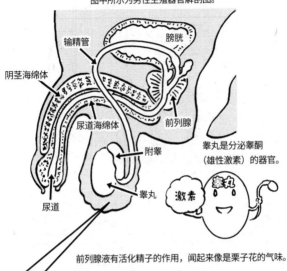

输精管

膀胱

阴茎海绵体

尿道海绵体

前列腺

附睾

睾丸是分泌睾酮
（雄性激素）的器官。

激素

睾丸

尿道

睾丸

前列腺液有活化精子的作用，闻起来像是栗子花的气味。

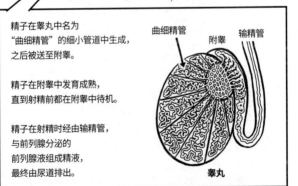

精子在睾丸中名为
"曲细精管"的细小管道中生成，
之后被送至附睾。

精子在附睾中发育成熟，
直到射精前都在附睾中待机。

精子在射精时经由输精管，
与前列腺分泌的
前列腺液组成精液，
最终由尿道排出。

曲细精管

附睾

输精管

睾丸

女性生殖系统

图中所示为女性生殖器官解剖图。

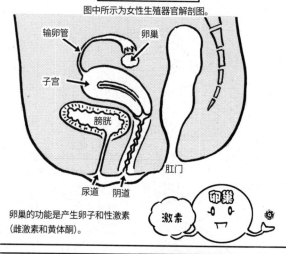

卵巢的功能是产生卵子和性激素
（雌激素和黄体酮）。

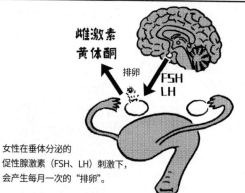

女性在垂体分泌的
促性腺激素（FSH、LH）刺激下，
会产生每月一次的"排卵"。

排卵周期是指卵巢分泌的性激素引起的周期性变化（参照第七章）。

排卵和基础体温

排卵后，卵巢内黄体分泌的黄体酮会作用于间脑的体温调节中枢，导致基础体温（早上睁开眼时测量的体温）上升。

当基础体温曲线呈现为双相型时，卵巢就会准时开始排卵。

受精卵在子宫内着床时，绒毛（胎盘的原始组织）就会分泌一种叫HCG（人绒毛膜促性腺激素）的激素，并刺激黄体分泌黄体酮。

当处于未怀孕的周期时，黄体在生成两周后萎缩变为白体，基础体温随即下降，月经开始。

如果怀孕则月经停止，基础体温的高温期将持续。

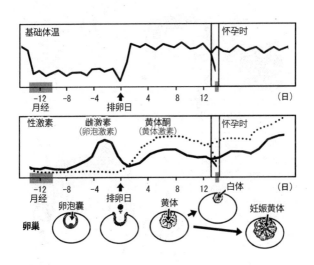

排卵时，
卵子从卵巢中排出进入输卵管后，
与从阴道中逆流而上的精子相遇，
这就是受精。

受精卵一边分裂一边向子宫移动，
排卵后的5～7天内在子宫内膜上着床。

这就是怀孕的过程。

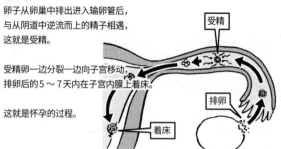

受精

排卵

着床

那没有受精的
卵子或者未着床的
受精卵会怎么样？

移动到
子宫后，就那样
分解死掉了。

觉得
好可怜……

那精子
岂不是更可怜，
尤尼酱。

好不容易
排卵……

输卵管性不孕和体外受精

因排卵障碍或者激素紊乱
导致不孕的患者，可以靠
促排卵药物或者激素药物得到
有效治疗。但是，输卵管堵塞
的女性如果也用这种方法，
是行不通的。

因此，"体外受精-
胚胎移植（IVF-ET）"
技术应运而生。

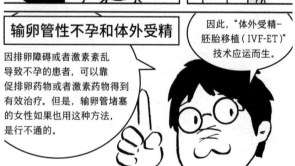

体外受精-胚胎移植技术是指：将卵子从卵巢中取出，放入培养液中与精子结合进行受精，分裂成胚胎后再重新植入子宫。

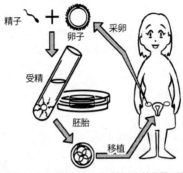

目前，体外受精广泛用于男性不育、免疫性不孕等原因不明的不孕症中，日本出生的婴儿中每20个就有1个是靠这种技术诞生的。

体外受精使生殖医疗技术有了飞跃。

发明这项技术的英国生物学家爱德华兹，在1978年成功使世界第一例试管婴儿诞生，并于2010年被授予诺贝尔生理学或医学奖。

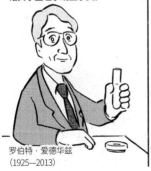

罗伯特·爱德华兹
(1925—2013)

子宫

子宫是为孕育胎儿而存在的肌肉袋子。

阴道靠近子宫口的部分被称为"子宫颈"，上侧的部分则被称为"子宫体"。

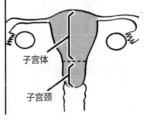

子宫体

子宫颈

子宫颈癌和 HPV

在子宫癌中，
如果癌变发生在子宫颈就叫作子宫颈癌，
如果癌变发生在子宫体就叫作子宫内膜癌。

两者合称为子宫癌。
造成子宫癌的原因有很多。

子宫内膜癌是由激素紊乱等原因造成的，
而子宫颈癌主要是性交时感染人乳头瘤病毒
（HPV）造成。

HPV的类型有数百种，
其中一部分可能会诱发癌症。

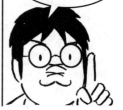

激素

病毒

HPV

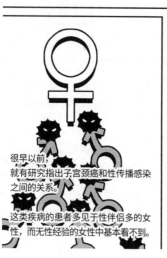

很早以前，
就有研究指出子宫颈癌和性传播感染
之间的关系。

这类疾病的患者多见于性伴侣多的女
性，而无性经验的女性中基本看不到。

但是，这并不是说
"患子宫颈癌的患者
性伴侣多"。

即使伴侣只有一个人，
只要有性交经验就有
可能被感染。

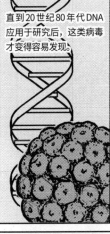

由于显微镜无法看到引起子宫癌的HPV，并且几乎无法发现抗原（蛋白质），直到20世纪80年代DNA应用于研究后，这类病毒才变得容易发现。

通过阐明HPV与子宫癌的关联，子宫癌的病毒学检查和疫苗研制成为可能。

德国病毒学家楚尔·豪森成功完成了世界首例从子宫癌组织中分离并认定HPV的实验，并于2008年获得了诺贝尔生理学或医学奖。

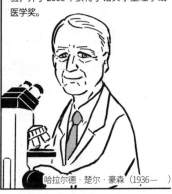

哈拉尔德·楚尔·豪森（1936— ）

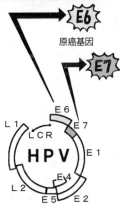

E6

原癌基因

E7

顺便说一下，
我成为医生后不久就研究过这个病毒。

当时已知HPV中有两种原癌基因，分别是被称为E6和E7的蛋白质，并且细胞内存在一种其他基因变为E7的情况（反式作用）。

我也是第一次知道E6、E7可以和细胞内的抑癌基因结合在一起。

当时，我正在研究动物肿瘤病毒增强子（促进基因转录的部分）的运动，

因为同样的实验方法也可以用于分析HPV中E7基因的功能，我便分析了E7如何作用于各种基因的增强子。

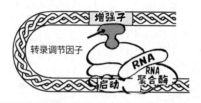

结果很有意思，我发现E7仅对一种被称为E2F的与核苷酸序列增强子有关的转录因子（与增强子结合并调节基因转录的物质）具有强烈的刺激作用。

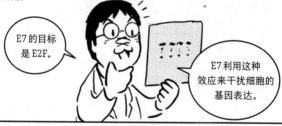

E7的目标是E2F。

E7利用这种效应来干扰细胞的基因表达。

之后我就这项发现发表了论文。

E7结合的癌抑制基因蛋白可以与E2F结合，

其他小组研究显示，E7通过与肿瘤抑制基因结合、降解并使其失活的方式来激活E2F。

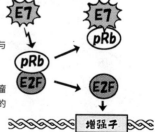

目前，分子生物学书籍中写到，HPV 的致癌因素之一是 E7 的反式作用。然而，通过比较各种类型的 HPV 中这一作用的强度※，我发现这点并不是致癌因素。

我个人认为，HPV 的致癌原因与 E7 和 E6 的其他效果有关，甚至与抑癌基因的复杂相互作用有关。

※Ibaraki, T., Satake, M., Kurai, N., Ichijo, M., & Ito, Y. (1993). Transacting activities of the E7 genes of several types of human papillomavirus. *Virus Genes*, 7(2), 187-196.

20 世纪 80 年代后，随着基因工程学的进步，发现了许多癌基因和抑癌基因。大多数都与细胞内的"信息传递"有关。

归根结底，癌是"细胞内信息混乱而导致的疾病"。

癌基因的运动与细胞内的信号传递

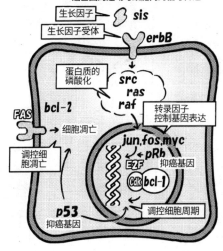

子宫的形状和少产少死

子宫是哺乳动物进化出的独特器官。

原始的哺乳动物子宫形状像两根并排的管子。

图中所示为老鼠的子宫,这种形状的子宫一次可以孕育多个胎儿。

老鼠的子宫

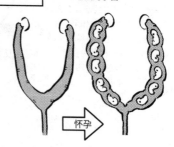

怀孕

另外,人体子宫在发育过程中,最开始也是两根管,之后融合为三角形。

但如果发育过程中
融合不好,
子宫就会左右分离
(双子宫)。

这样的子宫畸形很常见,
但并不会导致多产,
相反会造成不孕不育。

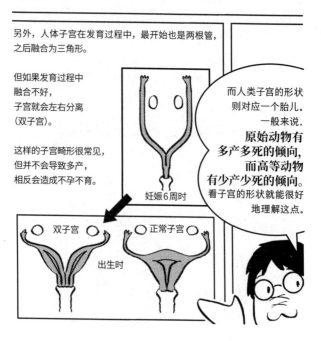

妊娠6周时

而人类子宫的形状
则对应一个胎儿。
一般来说,
**原始动物有
多产多死的倾向,
而高等动物
有少产少死的倾向。**
看子宫的形状就能很好
地理解这点。

双子宫   正常子宫

出生时

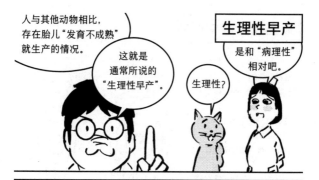

人与其他动物相比，存在胎儿"发育不成熟"就生产的情况。

这就是通常所说的"生理性早产"。

生理性？

生理性早产

是和"病理性"相对吧。

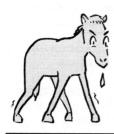

马一生下来就会走路，但是人学会走路要花上一年的时间。

在这期间，母亲必须照顾她们的孩子。

人类的特点就是要"小心地养育很少的孩子"。

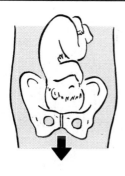

人类为什么会出现胎儿未发育成熟就生产的情况呢？主要因为产道的大小比头要小。

如果胎儿在子宫中发育充分，头部会过大而无法经由产道分娩。

无论是"生理性早产"，还是"少产少死"，都是人类进化过程中做出的合理的选择。

亚当从夏娃中诞生

男性和女性的
本质区别来源于染色体。

男性持有一条X染色体和
一条Y染色体，
女性则持有两条X染色体。

染色体的不同导致了性别差异。

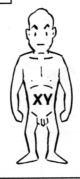
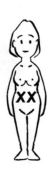

三花猫基本都是雌性的。
前一章中讲过，如果要具有三种
毛色，就需要两条带有体色基因
的X染色体。

但是在极小概率下，也会出现雄
性的三花猫。

这种情况下，猫的染色体类型是
XXY。也就是说，出现了有两条X
染色体和一条Y染色体的染色体
异常。

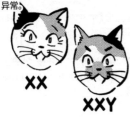

如果人类出现这种染色体异常，则被
称为克兰费尔特综合征。

克兰费尔特综合征的患者具有男性外
表，并伴有手脚细长、乳房女性化、
不孕不育等症状。

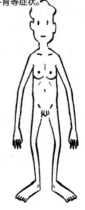

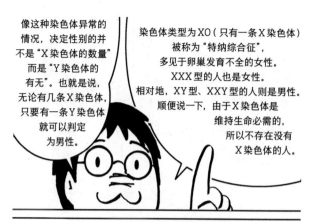

像这种染色体异常的情况，决定性别的并不是"X染色体的数量"而是"Y染色体的有无"。也就是说，无论有几条X染色体，只要有一条Y染色体就可以判定为男性。

染色体类型为XO（只有一条X染色体）被称为"特纳综合征"，多见于卵巢发育不全的女性。XXX型的人也是女性。相对地，XY型、XXY型的人则是男性。顺便说一下，由于X染色体是维持生命必需的，所以不存在没有X染色体的人。

人的身体，如果什么都不做就会发育为女性。

胚胎在Y染色体的性别决定基因作用下会分化为男性。

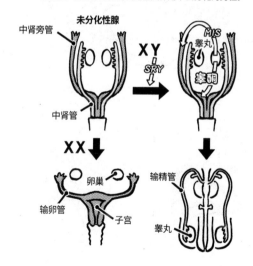

未分化性腺

中肾旁管

MIS

睾丸

XY → SRY

睾酮

中肾管

XX

卵巢

输卵管

子宫

输精管

睾丸

也就是说，
人的基本形态是女性。

虽然《圣经·旧约》中说，

"上帝用亚当的肋骨创造了夏娃"，
但从生物学角度来讲，"亚当从夏
娃中诞生"的说法才是正确的。

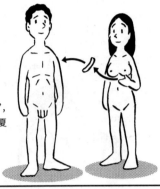

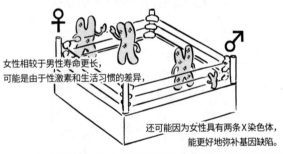

女性相较于男性寿命更长，
可能是由于性激素和生活习惯的差异，

还可能因为女性具有两条 X 染色体，
能更好地弥补基因缺陷。

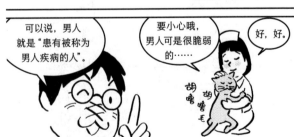

可以说，男人
就是"患有被称为
男人疾病的人"。

要小心哦，
男人可是很脆弱
的……

好，好。

胡噜
胡噜毛

处女怀胎和基因组印记

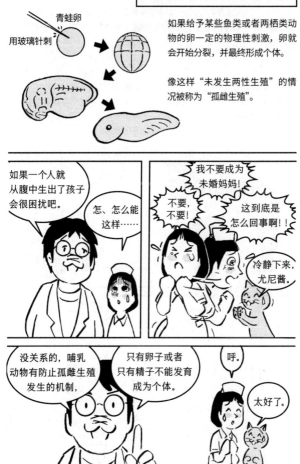

如果给予某些鱼类或者两栖类动物的卵一定的物理性刺激，卵就会开始分裂，并最终形成个体。

像这样"未发生两性生殖"的情况被称为"孤雌生殖"。

如果一个人就从腹中生出了孩子会很困扰吧。

怎、怎么能这样……

我不要成为未婚妈妈！

不要，不要！

这到底是怎么回事啊！！

冷静下来，尤尼酱。

没关系的，哺乳动物有防止孤雌生殖发生的机制，

只有卵子或者只有精子不能发育成为个体。

呼。

太好了。

那么，让我来讲解一下这个机制。

以前我们就知道的半马半驴，如果父亲是驴，母亲是马被称为"马骡"；
如果父亲是马，母亲是驴则被称为"驴骡"。两者在生物学上存在着不同
的特征。

马骡（♂驴 × ♀马）
身体强健性格温顺。耐粗饲料、
耐劳。是优秀的家畜。

驴骡（♂马 × ♀驴）
身体纤细，只吃干草等美味食物
的懒惰动物。头部、鬃毛和尾巴
与马相似。

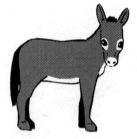
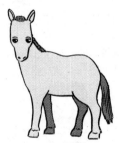

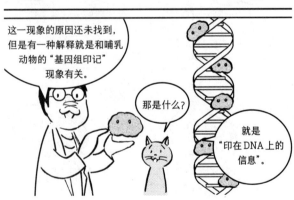

这一现象的原因还未找到，
但是有一种解释就是和哺乳
动物的"基因组印记"
现象有关。

那是什么？

就是
"印在DNA上的
信息"。

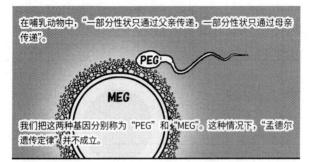

在哺乳动物中，"一部分性状只通过父亲传递，一部分性状只通过母亲传递"。

我们把这两种基因分别称为"PEG"和"MEG"。这种情况下，"孟德尔遗传定律"并不成立。

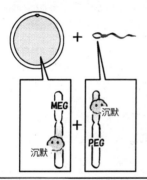

基因中会产生"PEG""MEG"的原因是：生殖细胞中"母亲和父亲的一部分基因会沉默而不被表达"，这就是通常说的"基因组印记"。

因此，即使只有父亲的精子增加了一倍，或者只有母亲的卵子增加了一倍，仍会存在一部分不能被表达的基因，不会在成体中体现。

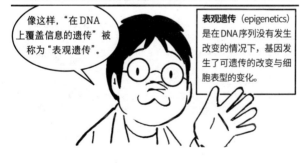

像这样，"在DNA上覆盖信息的遗传"被称为"表观遗传"。

表观遗传（epigenetics）是在DNA序列没有发生改变的情况下，基因发生了可遗传的改变与细胞表型的变化。

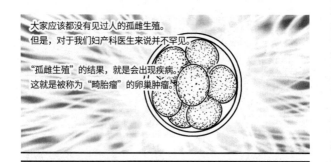

大家应该都没有见过人的孤雌生殖。
但是，对于我们妇产科医生来说并不罕见。

"孤雌生殖"的结果，就是会出现疾病。
这就是被称为"畸胎瘤"的卵巢肿瘤。

皮样囊肿（卵巢成熟畸胎瘤）

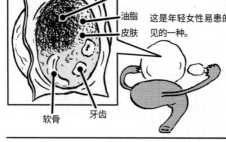

大部分卵巢畸胎瘤是在卵巢中形成一个充满皮肤、毛发、油脂和牙齿等的袋状物，也被称为"皮样囊肿"。

这是年轻女性易患的卵巢肿瘤中最常见的一种。

毛发
油脂
皮肤
软骨
牙齿

卵巢中出现皮肤、油脂、毛发和牙齿等，是因为卵子变成了二倍体并开始分裂。

虽然卵子具有分化出全部组织的能力，但是由于基因组印记，单独的卵子并不能发育成人，所以产生了如此神奇的构造物。

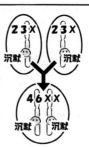

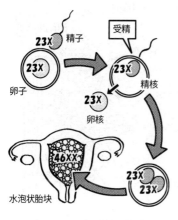

和基因组印记有关的疾病还有一种，就是"水泡状胎块"。

这是一种胎盘绒毛组织出现像葡萄一样的水肿增生，并且无法形成胎儿的妊娠异常，也就是俗称的"葡萄胎"。

水泡状胎块的形成是由于精子和卵子融合受精之后，卵子细胞核丢失，而精子细胞核分裂为二倍体。

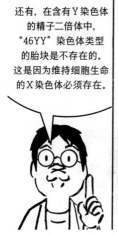

还有，在含有 Y 染色体的精子二倍体中，"46YY"染色体类型的胎块是不存在的。这是因为维持细胞生命的 X 染色体必须存在。

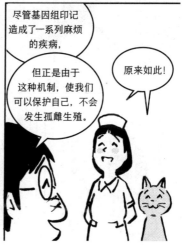

尽管基因组印记造成了一系列麻烦的疾病，

但正是由于这种机制，使我们可以保护自己，不会发生孤雌生殖。

原来如此！

乳腺

乳房是哺乳动物特有的哺乳器官。

乳房主要由脂肪组织和乳腺构成。

乳汁在乳腺小叶的乳腺细胞中生成，通过输乳管从乳头分泌出来。

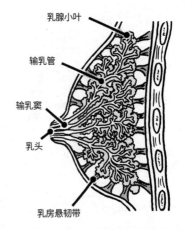

乳腺小叶

输乳管

输乳窦

乳头

乳房悬韧带

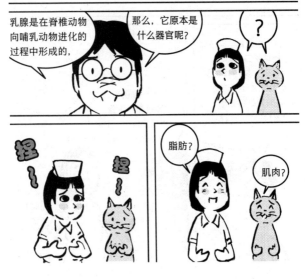

乳腺是在脊椎动物向哺乳动物进化的过程中形成的，

那么，它原本是什么器官呢？

?

捏～

捏～

脂肪？

肌肉？

正确答案是
汗腺！

啊？！

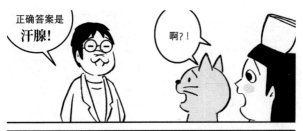

卵生哺乳动物中，鸭嘴兽和食蚁兽的汗腺发生了变化，形成了一种可以分泌营养体液的器官。

这就是人类乳腺的原形。

原来乳汁就是母亲的汗呀。

啊

哺乳中的鸭嘴兽

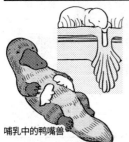

人类的乳腺，是胚胎发育时期在一条被称为"乳线"的腺体上形成的。

这条腺体相当于动物的乳腺，但人的乳腺只发育为一对左右乳房，其余部分则全部萎缩了。

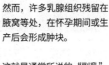

然而，许多乳腺组织残留在腋窝等处，在怀孕期间或生产后会形成肿块。

这就是通常所说的"副乳"。

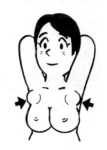

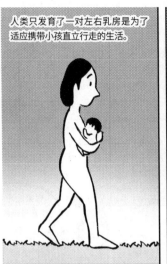

人类只发育了一对左右乳房是为了适应携带小孩直立行走的生活。

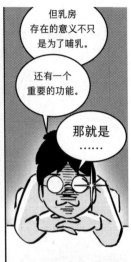

但乳房存在的意义不只是为了哺乳。

还有一个重要的功能。

那就是……

性吸引！！

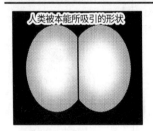

人类被本能所吸引的形状

人类的本能是喜欢
"两个粘在一起的圆形物体"。
这是关键！

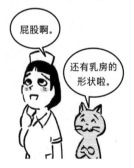

屁股啊。

还有乳房的形状啦。

向着屁股进化的汗腺

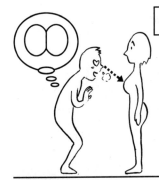

四肢行走的动物，它们脸的高度正好是生殖器的高度。

但是直立行走的人的脸的高度却高出（生殖器）很多。

因此，女性为了在视觉上吸引男性的注意，胸部就发育为了"屁股的形状"。

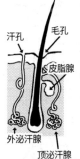

汗孔　毛孔

皮脂腺

外泌汗腺

顶泌汗腺

并且，女性也会充分利用嗅觉。

汗腺中存在为了调节体温而分泌汗液的"外泌汗腺"，和可以分泌水分少但臭味强烈的"顶泌汗腺"。

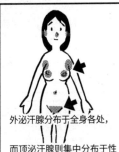

外泌汗腺分布于全身各处，

而顶泌汗腺则集中分布于性器官、腋下、乳晕等地方。

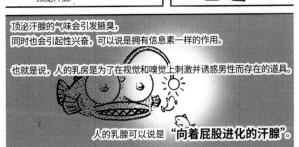

顶泌汗腺的气味会引发腋臭，
同时也会引起性兴奋，可以说是拥有信息素一样的作用。

也就是说，人的乳房是为了在视觉和嗅觉上刺激并诱惑男性而存在的道具。

人的乳腺可以说是 **"向着屁股进化的汗腺"**。

CPD = 进化的死胡同

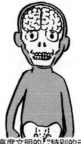

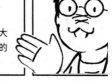

但这就导致人类成了最容易难产的动物。

人类是具有高度文明的"特别的动物",这要得益于"发达的大脑"和"双足直立行走"。

我们在进化的过程中获得了可以容纳发达的大脑的"大头盖骨"和适应直立行走的"坚固的杯状狭窄骨盆"。

妇产科医生经常遇到的一个问题就是头盆不称(CPD)。这是一种胎儿头部过大而母亲骨盆过于狭小而导致的难产。

人陷入了一种
"大脑袋必须通过坚固的骨盆"
的矛盾之中。

这种情况下,
由于人类的产道基本上没有余裕,
只有通过剖腹产分娩。

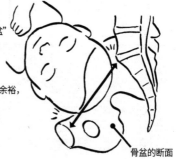

骨盆的断面

产道最窄的地方 ⟷

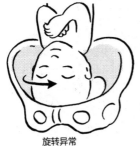

即使胎儿头部的大小正好可以通过产道，但如果发生了"旋转（通过产道时胎儿转动方向）异常"，也无法经由阴道分娩。

从生物学的角度来看，很难再找到比人类更容易难产的动物了。

旋转异常

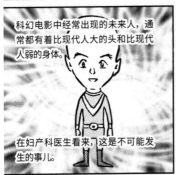

科幻电影中经常出现的未来人，通常都有着比现代人大的头和比现代人弱的身体。

在妇产科医生看来，这是不可能发生的事儿。

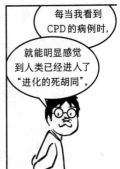

每当我看到CPD的病例时，

就能明显感觉到人类已经进入了"进化的死胡同"。

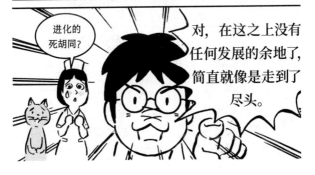

进化的死胡同？

对，在这之上没有任何发展的余地了，简直就像是走到了尽头。

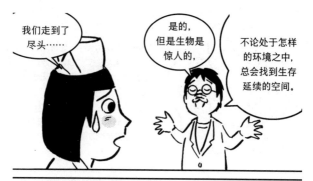

数百万年后会出现这样的新人类，

走出了进化的死胡同之后在地球上横行。

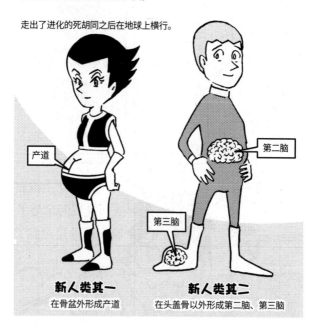

新人类其一
在骨盆外形成产道

新人类其二
在头盖骨以外形成第二脑、第三脑

不过，在智力的进化中，大脑容量也不一定必须增大。

相对论的发现者——天才博士爱因斯坦的大脑，就比普通成人的大脑要小※。

※男性的大脑质量平均为1400 g，爱因斯坦的大脑质量只有1230 g。

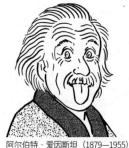

阿尔伯特·爱因斯坦（1879—1955）

就像电脑上装了无用的程序拉慢了运算速度那样，

如果去除人脑中的缺陷，信息的处理速度可能会更快。

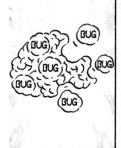

新人类其三
头变小

有点不安
……

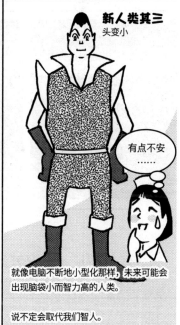

就像电脑不断地小型化那样，未来可能会出现脑袋小而智力高的人类。

说不定会取代我们智人。

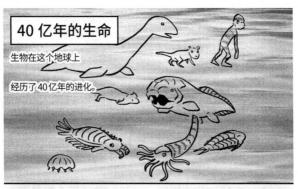

40 亿年的生命

生物在这个地球上

经历了 40 亿年的进化。

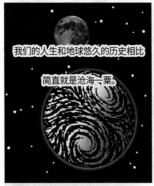

我们的人生和地球悠久的历史相比

简直就是沧海一粟。

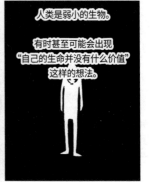

人类是弱小的生物。

有时甚至可能会出现
"自己的生命并没有什么价值"
这样的想法。

但是，不管怎么说……

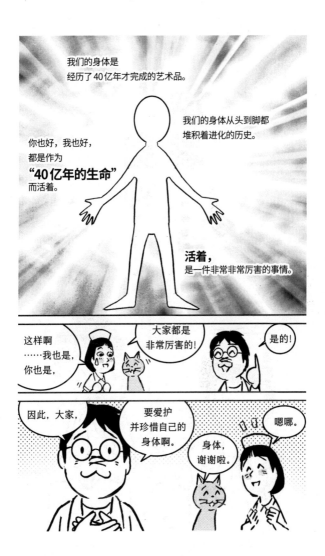

身体……
感激……

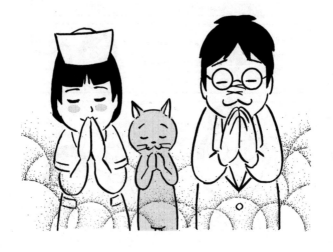

不可思议的人体

完

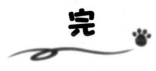

后 记

本书到这里对人体结构的解说已经结束了，但是让我们再次思考"身体"到底是什么吧。

细胞聚在一起形成了组织，组织聚集起来组成了器官，器官的集合形成了人体各系统……这些我已经全部介绍过了。那么，这一切的根源又是什么呢？

正确说来，构成我们身体的源头是脱氧核糖核酸（DNA）。构成人体的是人的DNA，构成猫的身体的是猫的DNA……所有生物都被核酸所支配，以核酸的设计图为基础来形成身体。从细菌到人体都遵循这个规则。

核酸，从在地球上诞生起，就在不断形成可以高效自我复制、增殖的系统。随后，核酸又继续自我改变，并以"名为生命的容器"为载体，扩散到整个地球。我们的身体由60万亿个细胞组成，这就好比是"一间给人类DNA提供60万亿个房间的公寓"。细胞的发现者胡克，把细胞命名为"cell"（小房间），现在想来真的非常贴切。因为"细胞是DNA居住的小房间"。

即使在21世纪，对生物的定义仍然很模糊。但是，如果将其定义为"具有复制、增殖遗传信息物质性质的独立构造体"

的话，不具有细胞的病毒也可以称之为生物。

发现了DNA双螺旋结构的詹姆斯·沃森（1928— ）曾描述进化论的意义为"达尔文来了，上帝走了"。在查尔斯·达尔文（1809—1882）发表进化论、巴斯德"否认自然发生论"的19世纪，人们认为造物主——神的存在对于科学来说是不必要的。

但是，即使到了21世纪，很多人仍然相信神的存在，其中甚至有对进化论持否定态度的人。为什么会这样呢？因为相信科学也好，相信《圣经》也好，区别只在于"相信什么"，本质其实是一样的。并且，宗教可以给予科学所无法给予的救赎。

活着是一件让人感到不安的事，死亡更是一件让人不安的事。当人预感到自己在精神上面临危机时，会做出防御性准备，这被称为"防御机制"。防御机制就像人在进化中获得的免疫机制一样，说不定是神为了让人逃避恐惧而创造的。

从进化的观点来看，发展和退化的意义是相同的。所以，即使生物不留下子孙后代，也是为物种进化做出了重要贡献。

比如，相貌出众、学业优秀、工作上也很能干的A，因为"不想被家庭束缚"而不打算结婚。相对地，相貌、学业、工作上都不行的B，人穷孩子多……在这种情况下，人们常常会感叹"A的DNA不能传给后世真是太可惜了"。但是，这些担心都是多余的。因为人类的基因选择了让B繁殖的道路。并且，A又通过阻止自己DNA的延续，为人类的进化做出了贡献。

另外，人类向后代传递的并不只有DNA。人作为生物，区别于其他动物最大的特征之一是，即使过了生育年龄之后，也还拥有很长的寿命。因为人们不能在未成熟的状态下出生。

"人"通过教育而成为"人"。我们通过学习父母、祖父母的智慧，以及先辈们留下的文化、科学、艺术不断成长。上了年纪之后，又将自己的经验传递给孩子。人所具有的特征是发达的大脑、语言以及将智慧传递下去的技术。从这个意义上，大概"过了生育年龄以后的活法才是人真正的价值"。

可以说，人类传递给后代的是"基因"和"模因"。基因就是遗传基因，也就是DNA信息。模因是由心传递到心的文化信息。我们将成为后世的范例，向后代传递优质的模因……这是一项至死方休的工作。所以，大家也要注意身体，成为长寿老人啊……虽然我这么说，但是我却没有成为长寿老人的自信……抱歉（苦笑）。

3年前我从筑摩书房收到了这本书的企划。最开始，我大致认为这是一本"用漫画讲述医学的新书"。即使在筑摩新书的历史上，也是首次尝试漫画题材。既然是好不容易第一次尝试制作的东西，那么就以"人是什么"这样的大主题为中心、"用漫画来理解人体结构"的概念来制作这本书。我按照这个构思开始制作大约是在2014年末，结果完成这本书花了两年多的时间。我想借此机会对编辑桥本阳介先生表示深深的谢意：感谢您一直以来在原稿创作中的陪伴，以及在整个创作过程中给予我的宝贵建议。非常感谢。

本书将解剖学和生理学中的难点精髓，通过漫画的形式使其变得易于理解并富有趣味。漫画表现的基本特点就是变形和夸张，在这点上与教科书的严肃性相反。这本书中的基本内容是准确的，但在有些地方可能存在作者的独断或偏见，例如意想不到的主张等。另外，男性角度的黄段子，时而男尊女卑、女尊男卑的表达等，可能会让某些读者感到不快。但希望出于对"噱头漫画的尊重"，还请您能谅解这些。

最后，在这本书中以灰猫形象登场的猫，曾经是一只家猫，叫作"飞鸟"，同时也是一名模特儿。"曾经"……这样说是因为，在我创作这本书的时候，她离开了这个世界。她走完了16年的生命历程后衰老死亡，这也是没有办法的事。不过直到现在，我还时常隐约看见她站在房间角落里的灰色身影。我想在天国的她，看到这本书时会很高兴的喵……

茨木保

2017年4月

注 释

P013 ①王与长岛
传奇棒球运动员王贞治和长岛茂雄。

P023 ①鸣门卷
日本一种以鱼浆为原料而制成的食品，因花纹呈旋涡状，令人联想起日本著名景观鸣门漩涡，因而得名。

P024 ①鸣门涡潮
鸣门漩涡，发生于日本四国岛的德岛县鸣门市和淡路岛的兵库县南淡路市之间的鸣门海峡，是日本流速最快的漩涡（平均速度为 13 ～ 15 千米 / 时），"世界三大漩涡"之一。

②味噌汤
是以鲷鱼、红白萝卜、鱼骨、味噌等材料制作而成的一道日本料理。

P027 ①酱
日语中非常亲密的人之间的爱称。

P031 ①烧卖便当
一种横滨特产。

P033 ①香蕉
指代"东京香蕉"，东京最具代表性的伴手礼，外形是可爱的香蕉造型，内馅带有果肉。

P057 ①楳图一雄
日本殿堂级人物，恐怖漫画创始人。

②格瓦斯
连同后文出现的"格瓦西"，均为楳图一雄的漫画人物中经常做的一个手势的音译，无实际含义。图中猫和护士比划的手势不同，猫做的是正确的，护士做的是错误的。

③伊势丹

一家日本百货公司。

P058①格力高

日语中，"格力高"（グリコ）同"肝糖原"（グリコーゲン）的前半部分发音一致。

P078①肠道内细菌的数量

最新研究数据显示，人体肠道细菌数量与自身细胞数量约为1.3∶1。

P101①脉管系统

即循环系统。

P116①华冈青洲之妻

日本电影。加惠嫁到了医者华冈家，而整整三年，她都没有见到自己外出进修医学的丈夫云平。在这段日子里，加惠和婆婆于继相处甚欢，她努力织布筹措云平的学资。云平终于归来。然而于继对加惠的态度起了巨大的转变，她不断在云平面前排挤加惠，自己包办了对儿子日常生活的照顾。由此加惠对婆婆产生了敌意。父亲死后，云平改名为青洲，埋头研究手术用的麻醉药。在动物试验成功后，接下来要进行人体试验。于继提出自己愿当试验品，加惠则认为自己才是更为合适的人选。青洲无奈地看着两人争吵不休，只得将两人都作为试验对象。虽然试验成功，但加惠因为药物的副作用双目失明。青洲的长子诞生时，于继也溘然与世长辞。青洲成功地完成了世界首例全身麻醉手术，在这背后有着妻子和母亲的巨大牺牲。

P140① PaO_2，$PaCO_2$

分别为血氧分压和动脉血二氧化碳分压，指血液中溶解的氧分子/二氧化碳产生的张力。

P161①硬汉小说

即后页图中的"hard boiled"，硬汉派，是侦探小说的流派之一，出现于20世纪20年代末期，由美国流行的一种"反传统侦探小说"演变成的小说，主要以描写艰苦环境和打斗场面来赢得读者的喜爱。

P175①《凌乱之美》

日本作家濑户内寂听的作品《美は乱調にあり》，国内尚未引进。

P182①福神渍

什锦八宝菜，在日本常用来搭配咖喱或便当。日语中"福神"与"副肾（肾上腺）"的发音相同。

P229 ①愚蠢的闲人
日语中，"愚蠢的闲人"（レモンのヒマジン）与"列侬的Imagine"（レノンの
イマジン）发音类似。列侬即下页图中的约翰·列侬。

P230 ①约翰·列侬
英国男歌手，摇滚乐队"披头士"的成员。"Imagine"是他创作并演唱的单曲，
歌词意味新奇，挑战听众去想象一个没有宗教派别和民族界限造成的战火与隔
阂的世界，并且讨论了人们生活在更少物质财富世界的可能性。

P241 ①向后加速
巴克、阿克塞尔（Buck Axel），日式英语谐音为 back accel。

P273 ①此处及前文均为作者笔误，阴茎骨存在于人和蜘蛛猴以外的灵长类中。
胎盘哺乳动物中没有阴茎骨的有：蜘蛛猴、大象犀牛、马、驴、兔子、鬣狗、
鲸和海豚等。

P272 ①生八桥
日本京都的一种知名糕点，用米糊、砂糖、桂皮的粉末做坯子，内部包有馅料。

②瓦形仙贝
一种日本米果，通常是烘烤或烧烤制作而成。

图书在版编目（CIP）数据

不可思议的人体 /（日）茨木保著；周岩蕾译. —
北京：北京联合出版公司，2021.11（2024.6 重印）
ISBN 978-7-5596-5541-7

Ⅰ.①不… Ⅱ.①茨… ②周… Ⅲ.①人体—普及读
物 Ⅳ.① R32-49

中国版本图书馆 CIP 数据核字 (2021) 第 180998 号

Manga jintai no fushigi
Copyright © 2017 by Tamotsu Ibaraki
First published in Japan in 2017 by CHIKUMASHOBO LTD., Tokyo
Simplified Chinese translation rights arranged with CHIKUMASHOBO LTD.
through Japan Foreign-Rights Centre/Bardon-Chinese Media Agency
本书简体中文版出版权归属于银杏树下（北京）图书有限责任公司。

北京市版权局著作权合同登记 图字：01-2021-5480

不可思议的人体

作　　者：[日] 茨木保　　　　译　　者：周岩蕾
出 品 人：赵红仕　　　　　　　选题策划：后浪出版公司
出版统筹：吴兴元　　　　　　　特约编辑：卢安琪
责任编辑：夏应鹏　　　　　　　营销推广：ONEBOOK
封面设计：墨白空间·黄 海　　　排　　版：孟小雨

北京联合出版公司出版
（北京市西城区德外大街 83 号楼 9 层　100088）
嘉业印刷（天津）有限公司印刷　新华书店经销
字数 42 千字　720 毫米 × 1000 毫米　1/32　10 印张
2021 年 11 月第 1 版　2024 年 6 月第 16 次印刷
ISBN 978-7-5596-5541-7
定价：39.80 元